En boca
de todos

En boca de todos

Juan Llorca
y Melisa Gómez

VERGARA

Primera edición: mayo de 2019

© 2019, Juan Llorca y Melisa Gómez
©2019, Jimena Delgado García, por las fotografías
© 2019, Penguin Random House Grupo Editorial, S. A. U.
Travessera de Gràcia, 47-49. 08021 Barcelona

Printed in Spain – Impreso en España

ISBN: 978-84-17664-25-1
Depósito legal: B-7.704-2019

Compuesto en M. I. Maquetación, S. L.

Impreso en Gráficas 94, S. L.
Sant Quirze del Vallès (Barcelona)

VE 6 4 2 5 1

Penguin
Random House
Grupo Editorial

ÍNDICE

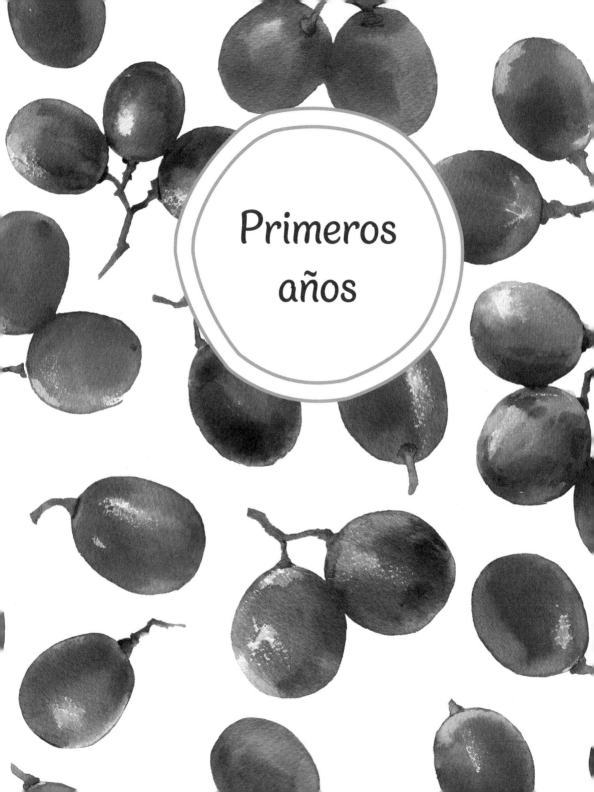

Primeros años

TRAS EL PRIMER CUMPLEAÑOS

Después de los 12 meses tendrá lugar una serie de cambios en torno a la alimentación del niño, desde dejar el biberón, ir mejorando la masticación y aprender a utilizar los cubiertos, hasta mostrar rechazo hacia nuevos alimentos (incluso hacia algunos de los que disfrutaba en el pasado) o volverse más selectivo en las comidas; por ello, será importante comprender las distintas etapas que podríamos atravesar en los próximos años, con sus particularidades y desafíos.

Adiós al biberón

Aún resulta bastante frecuente encontrar niños mayores de un año tomando biberón. Ya sea porque fue el medio utilizado para ofrecer fórmula infantil o porque tras la incorporación de la madre al trabajo sirvió de apoyo para dar la leche materna recolectada, los biberones pueden haber formado parte de los últimos meses de la alimentación del niño. Sin embargo, será importante recordar que, como muchos otros recursos, dejará de ser de utilidad al cabo de unos meses y que empeñarse en prolongar su uso o no ser proactivo en su retirada podrá traer más desventajas que beneficios. Así lo recoge la Academia Americana de Pediatría (AAP),[1] que recomienda retirar el biberón antes de que el bebé cumpla los 18 meses.

PERO ¿CUÁL SERÍA EL PROBLEMA SI SE MANTUVIERA DURANTE MÁS TIEMPO?

Tal y como lo recoge la doctora Azahara Rupérez,[2] las complicaciones de extender su uso en el tiempo pueden abarcar:

1. **Sobrepeso:** cuanto mayor sea el tiempo de uso del biberón, mayor será el riesgo de presentar sobrepeso debido a que, entre otros factores, puede dificultarle al niño el reconocimiento de las señales de saciedad, y esto estará directamente relacionado con una mayor ingesta y, en consecuencia, un mayor riesgo de sobrepeso u obesidad.

2   **Problemas dentales:** mayor riesgo de caries en la infancia y, en caso de extenderse más allá de los 18 meses, posibles problemas de oclusión dental.

3   **Problemas respiratorios:** por ejemplo, asma y pitos respiratorios.

CONSEJOS PARA DEJAR EL BIBERÓN[1]

1   Prueba un vasito de entrenamiento, que al bebé le resulte fácil de agarrar y de utilizar. Existen muchos modelos distintos que pueden probarse: antiderrames o con pajita incorporada, entre otros.

2   Comienza reemplazando una de las tomas del día (mejor la de la comida), progresa poco a poco hacia las tomas de las meriendas y de la mañana y deja para el final la toma de antes de dormir, ya que esta suele ser la más difícil de retirar, y las tomas nocturnas, en caso de que estas se mantengan tras el año.

3   Sé paciente; este proceso suele llevar semanas hasta que el peque es capaz de aprender a utilizar el vasito de la forma adecuada.

Adiós fórmula

En caso de que se haya alimentado al bebé con fórmula infantil, en la gran mayoría de los casos esta ya no será necesaria tras los 12 meses.

De acuerdo con lo establecido por organismos como la Asociación Española de Pediatría,[3] la Sociedad Europea de Gastroenterología, Hepatología y Nutrición Pediátrica[4] y el Servicio Nacional de Salud de Reino Unido,[5] no existe evidencia suficiente que sugiera que mantener la fórmula infantil en un niño sano a partir de los 12 meses resulte necesario ni beneficioso, ya que, una vez alcanzada esta etapa, podrá obtener todos los nutrientes necesarios a través de una alimentación saludable.

Considerando que el bebé estará preparado para comer los mismos alimentos que el resto de su familia, podrá tomar leche entera de vaca, además de yogur u otros lácteos (pero no será imprescindible, *véase* pp. 31 y ss).

LACTANCIA MATERNA DESPUÉS DEL PRIMER AÑO

A pesar de que el niño ya es capaz de comer gran variedad de alimentos, no debemos olvidar que la Organización Mundial de la Salud (OMS)[6] recomienda mantener la lactancia hasta al menos los 2 años y que la leche materna seguirá brindando gran cantidad de beneficios tanto al bebé como a la madre, tal y como lo establece el Comité de Lactancia de la Asociación Española de Pediatría (AEP),[7] entre los que vale la pena destacar:

1   **Beneficios nutricionales:** a partir del primer año de lactancia, la cantidad de grasa en la leche aumenta con respecto a los primeros meses, lo que produce un alimento completo para un lactante mayor, y nutritivo y de mayor calidad que la leche de fórmula o de vaca. La leche materna podrá cubrir un tercio de las necesidades calóricas y proteicas diarias del niño (a veces más, sobre todo durante períodos de enfermedad), además de una cantidad muy importante de vitaminas y minerales.

2   **Beneficios inmunológicos:** se ha encontrado menor incidencia de infecciones y de enfermedades metabólicas, autoinmunes (como la diabetes tipo 1) o de algunos tipos de cáncer (como la leucemia infantil) en niños que han mantenido la lactancia materna durante más de 12 meses. También se ha relacionado con un mayor desarrollo intelectual a mayor tiempo y exclusividad de lactancia materna.

3   **Beneficios psicosociales:** a mayor duración, se ha descrito una menor incidencia de maltrato infantil, una mejor relación con los padres en la adolescencia, una mayor percepción de cuidado y una mejor salud mental en la vida adulta.

Además, los beneficios los compartirá con su madre, quien tendrá menor riesgo de diabetes tipo 2,[8] cáncer de mama,[9] cáncer de ovario[9] e infarto de miocardio[10] cuanto mayor sea la duración de la lactancia.

Pese a todas estas ventajas, muchas familias suelen encontrarse con la falta de comprensión del entorno y, en ocasiones, incluso de los profesionales sanitarios que los atienden, por lo que merece la pena estar al tanto de esta información y compartirla con quien sea necesario. A esto habrá que sumar la dificultad presente para conciliar la vida familiar con la laboral, por lo que no resulta nada fácil mantener la lactancia en el tiempo y, conforme a estimaciones realizadas por la AEP,[11] tan solo el 20 % de las familias logra superar los 12 meses de lactancia.

En vista de estos datos, se debe seguir trabajando en apoyar a aquellas familias que hacen el gran esfuerzo de mantener la lactancia y recordar que no se ha establecido una edad máxima a la que el niño deba dejarla, y que, tal y como lo expresa el Comité de Lactancia Materna de la AEP,[7] «Es importante que cada familia y cada madre tome decisiones informadas. Si es su deseo continuar con la lactancia, el deber de los profesionales es apoyarlos en su decisión y darles herramientas para superar las dificultades que puedan surgir. La asistencia a un grupo de apoyo a la lactancia y la relación con otras madres lactantes de niños mayores con las que compartir experiencias pueden ser una estrategia útil para apoyar y fortalecer la decisión de amamantar por encima de los 12-24 meses».

Por último, todos podemos contribuir a erradicar mitos alrededor de este tema, así que digámosle al mundo:

La LM en niños mayores NO:

- deja de ser una gran fuente de nutrición (no se vuelve agua ni pierde nutrientes)

- hace al niño menos independiente o causa algún tipo de daño psicológico

- deja de aportar inmunidad frente a enfermedades

- es un mero capricho de la madre ni del niño

- interviene en la fertilidad

- dificulta el destete

Para leer más acerca de este tema, visita los enlaces compartidos en la sección de bibliografía.

CONTINÚA LA EXPLORACIÓN

A pesar de tratarse de una etapa de cambios, será en estos primeros años cuando se consolidará un paquete de grandes herramientas relacionadas con la motricidad fina y gruesa, las cuales le permitirán al niño explorar nuevos sabores y texturas, así como participar más activamente en la cocina.

En los meses anteriores, nuestro niño habrá probado diferentes alimentos y se notará que ha logrado una mayor destreza en su manejo. Sin embargo, será importante mantener su espíritu curioso y explorador mientras observamos cómo se desenvuelve con los distintos sabores y texturas que le ofrecemos, para seguir haciendo de las comidas un momento de disfrute para todos.

Pero ¿cómo podremos lograr esto?

1   Dejando de lado prácticas como darle la comida al niño para luego sentarnos a comer juntos. De esta manera, seremos capaces de ir ofreciéndole los alimentos que vamos probando mientras modelamos positivamente las conductas que esperamos encontrar en el niño.

2   Ofreciéndole alimentos que pueda comer con las manitas o cubiertos, a su propio ritmo (sin presionarle para que coma más rápido) y en el orden que desee.

3   Sirviendo porciones pequeñas (1-2 cucharadas) de cada alimento o receta para no abrumarlo. En caso de que las termine y quiera más, siempre podremos agregar más cucharadas.

4   No obligándole a comer ni insistiéndole ni presionándole: estas prácticas, lejos de resultar de apoyo, solo lograrán mayor aversión y tensión en las comidas (más sobre esto en «Oh, oh, cambio de rumbo»).

5   Cambiando nuestro enfoque: muchas veces estamos tan centrados en *cuánto* come el peque que perdemos la oportunidad de observar sus reacciones y conductas en torno a los alimentos para poder utilizar esta información a nuestro favor. ¿Prefiere los alimentos crujientes o suaves? ¿Parece aceptar mejor platos en los que predomina un solo color o platos con muchos colores? Con esta información podremos planificar comidas que se adapten mejor a sus preferencias.

6   Siendo constantes: contemplar sus preferencias en el momento de planificar el menú no implica limitarlo a las 3-4 opciones que sabemos que tendrán mayor éxito. Será importante seguir ofreciéndole distintos sabores y texturas, aunque en un primer momento no quiera probarlos.

7   Revisando nuestra actitud frente a la comida: ¿cuándo fue la última vez que probaste un nuevo plato o alimento? ¿Cómo te sentiste y qué mensaje diste? No pocas veces nos encontraremos con adultos que esperan de sus hijos aquello que no logran poner en práctica y que no se muestran abiertos a probar nuevos alimentos. ¿Estaremos dando el mejor ejemplo?

8   Utilizando recursos de apoyo como cuentos, películas, entre otros, para animarlo a probar nuevos platos y sabores. Las distintas gastronomías del mundo pueden ser un punto de partida genial para aprender sobre otras culturas y experimentar con sabores muy distintos.

Podría resumirse diciendo que cada comida debe ser un momento de encuentro y disfrute, de aprendizaje y crecimiento para todos, en donde no haya cabida para reproches, sentimientos de frustración o miedos que nos alejen de mantener la ilusión por descubrir nuevos sabores (como cuando probamos un nuevo restaurante) para dejar en su lugar la resignación de saberse ante una tarea o trámite más del que librarse pronto.

Seguridad, ante todo[12]

Estos alimentos pueden causar asfixia y, por lo tanto, en caso de ofrecerlos, debemos modificarlos previamente.

ALIMENTO	¿CÓMO PODRÍA OFRECERSE PARA SER SEGURO?
Frutos secos enteros	Triturados o en crema (untados)
Crema de cacahuete	Untada en una tostada o en fruta, de modo que resulte más sencilla de tragar
Cerezas enteras	Retirar semillas y cortar en cuartos o en trocitos pequeños
Uvas enteras, tomates cherry	Cortar en trocitos pequeños (cuartos longitudinales o rebanaditas finas)
Caramelos duros, chicles y nubes	Será preferible evitarlos, al menos en los primeros 4-5 años
Palomitas	Ofrecer a partir de los 4 años
Semillas grandes, como pipas de calabaza o de girasol	Trituradas
Salchichas o longanizas	Cortar longitudinalmente en cuartos y en trocitos pequeños
Trozos grandes de carnes, vegetales, frutas o patatas	Cortar en trozos pequeños
Zanahoria cruda, apio crudo, judías	Cortar en trozos pequeños

¡OH, OH, CAMBIO DE RUMBO!

Tal y como lo describe la Academia Americana de Pediatría,[13] los hábitos alimentarios en los primeros años podrán parecer «erráticos e impredecibles de un día a otro» y, así, podríamos encontrar que nuestro niño:

1   Come todo lo que se le ofrece en una comida y nada más en el resto del día.

2   Come solo el mismo plato durante 3 días y luego lo rechaza por completo.

3   Come unas 1.000 calorías en un día (a través de distintos alimentos), pero come considerablemente menos los días siguientes.

Todos estos comportamientos se encuentran dentro de lo esperable en esta etapa de cambios. Sin embargo, uno de los principales motivos de preocupación de los padres respecto a la alimentación de los primeros años es la disminución del apetito que muestran sus peques. Tal vez para esto ayude comprender por qué ocurre:

1   El crecimiento ya no será tan rápido como en los primeros 12 meses de vida, por lo que no necesitarán comer tanto para cubrir sus necesidades de energía y nutrientes. La mayoría de los niños que rechazan comer tienen un apetito adecuado para su edad y su ritmo de crecimiento, a pesar de que la ingesta de alimentos varía de un día a otro y puede parecer que no comen durante largos períodos de tiempo.

2   El tamaño del estómago sigue siendo pequeño.

3   El apetito podrá responder a variaciones en la actividad y en el crecimiento.

4   Se distraen con facilidad con elementos del entorno y con todas las habilidades que están aprendiendo (el niño ya lleva 6 meses comiendo y ahora es capaz de caminar o de correr, de saltar o de comenzar a hablar), por lo que será más difícil mantener el interés y la atención en las comidas durante largos períodos de tiempo, lo que afectará a la adquisición de rutinas para comer.

5   Pueden ser más susceptibles a cambios como la llegada de un hermano, el inicio del colegio o una mudanza, entre otros.

6   La inapetencia, en un menor número de casos, podrá ser consecuencia de enfermedades transitorias (se resuelve al resolver la enfermedad) o crónicas.

¿Debemos preocuparnos?

Si el niño va ganando peso progresivamente, juega, se mantiene activo, se desarrolla con normalidad dentro de la rutina diaria y no existen otros síntomas asociados a la inapetencia, no habría razón para preocuparse, aunque ante la duda lo mejor será consultar con su equipo médico.

Esta etapa podrá resultar frustrante para muchos padres, porque, además de los cambios en el apetito, habrá que tener en cuenta los cambios en el estado de ánimo y en las preferencias alimentarias.

Resultará muy importante el manejo de expectativas por parte de los padres, ya que si no saben gestionar la situación y se dejan llevar por la angustia tras las negativas de los peques y el rechazo de alimentos que solían comer, podrían ponerse en marcha estrategias y conductas inadecuadas que, en lugar de contribuir, perjudicarían a la relación del niño con la comida, podrían agravar el rechazo e incluso ocasionar que se desarrollara un trastorno de la conducta alimentaria. Por ello habrá que dotarlos de herramientas para desarrollar mayor confianza en el proceso.

CALIDAD *vs* CANTIDAD

Necesitamos aprender a respetar el apetito del niño. El mecanismo que se encarga de regular hambre-ingesta-saciedad está diseñado para mantenernos con vida y ayudarnos a crecer, por lo que si le ofrecemos alimentos a un niño sano, deberíamos confiar en que su cuerpo le indicará hasta cuándo es necesario comer y si resulta necesario comer en ese momento o si prefiere esperar unas horas más.

A pesar de que la mayoría de los padres suele respetar al bebé que no quiere tomar más pecho o fórmula porque sabe que al cabo de unas horas volverá a comer, tras la alimentación complementaria esto suele cambiar y comienza la angustia por las cantidades ingeridas, las presiones, los avioncitos y otras estrategias que deben evitarse.

ENTONCES, ¿QUÉ PODEMOS HACER SI EL NIÑO NO QUIERE COMER?

1   Centrar nuestra atención en las opciones que ofrecemos y en los horarios de comida, dejando al niño decidir el cuánto come de cada una de estas opciones y en cada momento.

2   Ofrecerle porciones pequeñas de comida, adecuadas a su edad (menores que las porciones de los adultos) y darle la posibilidad de repetir si aún tiene hambre. Se le pueden dar 1-2 trozos de alimento y, a medida que el niño vaya comiendo, ofrecerle más cantidad.

3   Planificar el menú, ofreciendo platos atractivos y teniendo en cuenta las preferencias del niño, pero asegurándose de que sea saludable y variado. Si dejamos al alcance del peque gran variedad de alimentos saludables, podrá ir cubriendo sus necesidades con el paso de los días, variando entre unos alimentos y otros.

4   Ofrecerle meriendas saludables (fruta, palitos de vegetales con hummus, yogur natural, frutos secos triturados…) que nos apoyen en la tarea de cubrir las necesidades nutricionales.

5   Asegurarnos de proporcionarle un ambiente tranquilo a la hora de comer.

6   Reconocer los progresos y mostrar alegría cada vez que el niño pruebe algún bocado en lugar de felicitarle solo si se termina el plato.

7   Permitirle al niño comer sin ayuda y a su propio ritmo; puede que se niegue a comer porque quiera comer por sí solo y no se lo permitan o le atosiguen.

8   No juzgar las cantidades que come cada día. En su lugar, podríamos llevar un registro de la semana y ver si tal vez algunos días come más que otros. En cualquier caso, si tiene energía para jugar, aprender y explorar, es casi seguro que estará comiendo suficiente (aunque pueda parecernos poco).

9   Sentarse a comer con los niños y proveer un ambiente libre de estrés, evitando confrontaciones entre los miembros de la familia, manteniendo buena disposición, una actitud neutral y aprovechando la oportunidad para inculcar buenos hábitos.

10   Servir las mismas preparaciones para toda la familia en lugar de platos diferentes para los niños y para los adultos.

11   Permitirle al niño bajarse de la silla cuando pierda el interés por comer, pero animándole a jugar tranquilo mientras el resto de la familia termina la comida.

¿QUÉ NO DEBEMOS HACER?

1   Obligar al niño a comer ni reprocharle la falta de apetito. Aunque muchas familias comentan que tienen que recurrir a esto, traerá más consecuencias negativas de lo que podría parecer.

2   Ofrecer premios o castigos si el niño come o deja de comer. Estas prácticas solo podrán favorecer la aparición de trastornos de la conducta alimentaria.

3   Ofrecer dulces o alimentos no nutritivos para que «al menos coman algo», ya que estos productos tendrán escaso valor nutricional (muchas calorías, pero pocos nutrientes).

4   Utilizar distractores (televisión, tableta, móvil…) para que coman mientras prestan atención a dibujitos u otros elementos en lugar de al acto de comer.

5   Alimentar al niño cuando esté dormido o somnoliento.

6   Utilizar estimulantes del apetito sin haber consultado previamente al pediatra, ya que esto podría estar enmascarando la presencia de alguna enfermedad subyacente.

¿PODREMOS DAR ALTERNATIVAS SI NO QUIERE COMER LO SERVIDO?

Dependerá de cada caso y cada familia podrá establecer una serie de normas, pero de manera general suelo aconsejar que se le explique al niño que la opción elegida para este día es la que tiene en el plato y que podremos entender que no le apetezca, pero que no vamos a prepararle una nueva opción. Le explicaremos, también, que si tras probarla no quiere comerla, lo comprendemos perfectamente y que puede comer alguna alternativa igualmente saludable y disponible (frutas, sobras de otra comida).

Es importante mencionar en este aspecto que las alternativas no han de ser galletas, yogures azucarados ni productos superfluos, ya que ante el gran sabor y las características organolépticas de estos productos, siempre los preferirán en lugar de darle una oportunidad al plato que tienen delante.

PERO ¿QUÉ HACER SI EL NIÑO NO COME CASI NADA?

Primero busca el apoyo de tu equipo de salud para corroborar si se trata de alguna situación que requiera intervención o si, por el contrario, se trata de una diferencia entre las expectativas y la realidad o de una etapa que con paciencia podrá superarse.

SEÑALES DE QUE DEBEMOS BUSCAR AYUDA

Si se presentan algunas de estas situaciones, lo mejor será consultar con su pediatra:

1   Se observa retraso en el crecimiento, en el desarrollo psicomotor e incluso en el habla.

2   Se observa pérdida de peso sostenida.

3   El niño presenta dolores abdominales, vómitos, diarrea o estreñimiento, ya que en estos casos la inapetencia puede deberse a la presencia de enfermedades como reflujo gastroesofágico o reacciones adversas a los alimentos provocadas por alergias e intolerancias.

4   El niño presenta cambios de carácter, cansancio o decaimiento.

Comedores selectivos

Además de la posible inapetencia, en estos primeros años podremos notar en nuestros peques mayor selectividad a la hora de elegir los alimentos que comerán.

A pesar de que el término *comedor selectivo* (o *picky eater*) no posee una definición clínica, suele emplearse para referirse a aquellos niños que rechazan alimentos con facilidad o son muy exigentes en cuanto al tipo de preparaciones, por lo que presentan dietas monótonas e inadecuadas.

Existen varios tipos de comedores selectivos y podríamos sospechar que tenemos a uno en casa si:

1   Se niega a probar nuevos alimentos, sobre todo frutas y vegetales.

2   Solo acepta ciertos alimentos y puede que elija 1 o 2 preparaciones que le gusten y se niegue a probar otras opciones.

3   No muestra ningún interés en comer y puede pasar todo el tiempo de la comida distraído.

4   Rechaza ciertos alimentos basándose en su color o textura (ej.: no quiere probar nada verde ni en forma de puré).

Casi todos los niños presentan conductas de comedor selectivo a lo largo de su crecimiento, pero con paciencia y algunos consejos podremos superar esta etapa con éxito.

Además de los consejos que se ofrecen para lidiar con la inapetencia, en este caso agregaremos:

1   Dar ejemplo probando los nuevos alimentos y disfrutando de su sabor.

2   Progresar poco a poco: sirve un nuevo alimento por día en lugar de colocar más de un alimento desconocido en el plato, lo que podría causar ansiedad; incluye algunos de sus alimentos favoritos como acompañantes y ofrécele el nuevo alimento al inicio de la comida, cuando el niño tiene mayor apetito.

3   Probar la regla de «un bocadito». Esta regla consiste en pedirle al niño que pruebe un bocadito del alimento, aunque luego deje el resto si no desea comer más. Esto hace que dicho alimento le resulte más familiar con el paso de los días y motiva a muchos niños a comérselos.

4   Evitar distracciones a la hora de comer: mantener apagada la televisión, la radio o cualquier elemento que pueda alejarlo de la experiencia de comer y, en su lugar, animarle a agarrar los alimentos y probarlos.

5   Involucrar al niño en la compra de alimentos y en la preparación de sus platos (más en «Con las manos en la masa y en la mesa»).

6   Ofrecer opciones: en lugar de preguntar «¿Quieres brócoli?», a lo que podrá responder que no, preguntar mejor «¿Prefieres brócoli o coliflor?».

7   Permitirle al niño alimentarse por sí mismo y experimentar con los alimentos. Cuando esté en casa, es probable que parte de la comida termine en el suelo y que tras la comida tengamos que darles un buen baño, pero la experiencia habrá valido la pena.

8   No presionar nunca al niño para que coma: si le ofrecemos un bocado y lo rechaza, le ofreceremos un segundo bocado (sin esconder, disfrazar ni engañar…), y si lo rechaza de nuevo, retiraremos este alimento. Podremos volver a intentarlo pasados unos días, ya que las preferencias van cambiando y pueden ser necesarias entre 10-15 exposiciones antes de que el niño acepte un alimento y, al final, lo disfrute.

9   Limitar la duración de las comidas: los niños suelen empezar a comer en los primeros 15 minutos desde que se sirve el plato. Si transcurridos 30 minutos el niño no ha querido comer, se retirará el plato y, transcurridas 2-3 horas, se le ofrecerá la merienda.

10   Resistir la urgencia de servir alimentos ricos en azúcar o una dieta monótona solo para lograr que el niño coma. Recuerde que debemos educar su paladar desde el inicio para que mantenga una dieta saludable a lo largo de su crecimiento y, como todo aprendizaje, requiere tiempo y paciencia.

MEJOR PAUSAR Y REPENSAR LA VÍA ANTES DE TOMAR UNO DE ESTOS CALLEJONES SIN SALIDA

1   **Es que si le preparo solo lo que le gusta o si le agrego azúcar, chocolate o salsas, sí que come.**

Claro, porque a la hora de comer intervienen diversos factores y sabemos muy bien que no siempre necesitaremos que el hambre esté presente para comer (cuántas veces tú, que ahora nos lees, habrás comido porque «era ya hora de comer o cenar», tenías como «ganas de picar algo» o viste a alguien comer un determinado alimento, como una pizza, y se te antojó comerlo también, entre muchos otros motivos), por lo que tu peque, desde muy temprano, aprenderá que, aunque en realidad no tenga apetito, podrá comerse una galleta (similar a lo que ocurre en los adultos que «siempre tienen espacio para el postre») o podrá burlar su apetito para comer 4 cucharadas de su plato preferido.

En este caso, será a nosotros a quienes nos corresponda evaluar la situación y no perder de vista nuestro objetivo: ofrecer alimentos saludables para cubrir sus necesidades de energía y nutrientes y crear hábitos que le ayuden a crecer sano.

Esto no quiere decir que no podamos complacerlos y preparar su plato preferido (o alguna de sus variantes) varias veces por semana, pero, aunque a veces pueda ser complicado reconocerlo, si estás preparando macarrones 4 días a la semana porque no admite otras opciones, habremos cruzado la línea entre complacer un antojo o fomentar un comportamiento selectivo.

2   Es que si le pongo los dibujitos, se lo come.

Antes comentábamos que no deberíamos utilizar distractores cuando nos encontremos ante un cuadro de inapetencia, y este caso nos permite desarrollar los motivos.

Comer con dibujitos u otros distractores aleja la atención del acto de comer y la sitúa en el otro elemento (dibujos), para, de este modo, burlar la señal de saciedad del niño y que así este acepte alimentos sin ser del todo consciente del proceso. En el mundo de hoy, con las cifras alarmantes de obesidad infantil que nos rodean, justo intentaremos fomentar siempre lo contrario: que conecten con las señales que les envía el cuerpo para saber cuándo comer y cuándo detenerse. Sería lo contrario a practicar técnicas como el *mindfulness* (estar presente con atención) en las comidas y estaríamos propiciando la desconexión del momento de comer, por lo que en el futuro podrían ignorar las señales que les dicen que no necesitan comer en ese instante o que han comido suficiente, y ser más propensos al sobrepeso.

Podríamos relacionarlo con las palomitas en el cine: ¿has visto el tamaño XL del cubo de palomitas y como, casi sin darte cuenta, podrías terminarlo mientras ves la película? ¿Crees que, en casa, sentado a la mesa y sin distracciones, serías capaz de terminarlo? ¿O pararías antes? Que sirva el ejemplo de reflexión.

OTROS OBSTÁCULOS QUE PUEDEN PRESENTARSE EN EL CAMINO

En torno a los 16 meses el niño ya habrá perfeccionado la pinza, será capaz de traspasar el agua de un vaso a otro y al alcanzar los 2 años podrá sostener con facilidad su propio vasito, cuchara y tenedor. Con lo que le ha costado adquirir estas habilidades, resultará muy probable que quiera mostrarnos sus progresos lanzando la comida o derramando el vaso de agua sobre la comida, además de que esto les permitirá comunicarnos que se siente satisfecho o llamar nuestra atención, pero ¿cómo podemos abordar este tipo de conductas?

AQUÍ ALGUNOS CONSEJOS ADICIONALES[14]

1. **NUNCA hay que obligar al niño a comer** o presionarlo para que coma, ya que esto podría originar que, tras servir la comida, el peque la tire al suelo o lejos de su plato de modo que nadie le presione a probarla ni a comerla.

2. **Ofrece menos comida.** En muchas ocasiones, puede resultar abrumador enfrentarse a la comida con poco apetito y encontrarse un plato lleno de alimentos de distintos colores y texturas. Mejor avanzar poco a poco.

3. **Deja lo que estés haciendo y mantén la atención en la hora de la comida.** Suele ser frecuente sentar a los niños a comer e ir adelantando tareas del hogar o revisar el teléfono, por lo que al lanzar comida el peque notará que tiene toda tu atención. Evita que esto ocurra haciendo de la comida un tiempo libre de móviles y compartiendo la comida con él.

4. **Mantén la calma** (aunque no estés tranquilo) de modo que el niño pueda sentirse cómodo explorando los alimentos presentados y comiendo las cantidades que su cuerpo le indica.

5. **Repite instrucciones claras:** algunos expertos recomiendan evitar negativas como «no tires la comida» y reemplazarlas por frases más específicas como «la comida se deja en la mesa», y si has logrado identificar que este comportamiento se presenta como respuesta a que le desagrada un alimento, pueden elegir un área o plato anexo en el que dejar aquello que no quiera comerse, guiar la manita hacia esa área y dejar el trozo de alimento allí. Le repetiremos después: «La comida se deja en la mesa». Puede ser necesario repetir esta frase incluso 10 veces por comida, manteniendo la atención y la calma, pero poco a poco irá dando resultado.

6. **Siéntalo a la mesa.** Existen muchas opciones de sillas en el mercado que pueden anexarse a la mesa y de este modo será más difícil mantener esta conducta.

7   **Aprender a utilizar los cubiertos llevará tiempo y dedicación;** por ello será necesario ser paciente y acompañar en el proceso sin presionar. De este modo, podrán desarrollar su capacidad para superar obstáculos y esto favorecerá su desarrollo físico y emocional. Si el niño mostrase señales de frustración y dificultad para avanzar, resultaría adecuado intervenir y facilitarle la tarea, tal vez cortando algunos trocitos o asistiendo en algún bocado, pero siempre teniendo claro que apoyar será distinto de realizar la tarea por él, ya que le privaríamos de la oportunidad de aprender esta nueva habilidad.

CON LAS MANOS EN LA MASA Y EN LA MESA

Incluir al niño en las actividades de la cocina podrá traer consigo beneficios como:

1. Favorecer su desarrollo y promover una mayor autonomía, lo que a su vez le permitirá sentirse más independiente y fortalecer su autoestima.

2. Estar en contacto constante con alimentos saludables, incluso aunque en muchas ocasiones decida no comerlos.

3. Sentir que colabora con las tareas de casa.

4. Despertar mayor interés por los alimentos que prepara, lo que podrá favorecer que al menos los pruebe una vez que se siente a la mesa.

5. Mejorar el desarrollo psicomotor a través del aprendizaje de habilidades de cocina.

Podríamos aprovechar el momento de preparación para animar al niño a seleccionar alguna fruta o vegetal que podamos comer juntos.

· ·

Actividades que pueden realizar los niños en la cocina según su edad[15]

Nota: las edades son indicativas y siempre supervisaremos estas tareas.

1-2 AÑOS

Elige una actividad que puedan practicar y perfeccionar como:

- Pelar y cortar frutas como el plátano.

- Separar los guisantes de las vainas.

- Pelar y cortar huevos.

- Utilizar el molinillo.

- Agregar y mezclar ingredientes.

- Amasar y estirar la masa.

- Untar tostadas.

- Servirse agua para beber desde un dispensador o jarra que dejemos a su alcance (junto a una toallita para limpiar cualquier derramamiento).

- Poner la mesa.

- Pasar algunos utensilios.

2-3 AÑOS

- Servir con cucharadas.

- Medir ingredientes.

- Utilizar un batidor de alambre.

- Exprimir naranjas o limones.

- Pelar y cortar manzanas con un cortador diseñado para ello.

- Rallar queso.

- Ayudar a cortar la lechuga y mezclar en ensaladas.

- Pelar vegetales y ajos o cebollas.

- Cortar vegetales blandos (con apoyo).

+ DE 3 AÑOS

- Utilizar, con supervisión, pequeños electrodomésticos.

- Utilizar tazas y cucharas medidoras.

- Seguir recetas simples.

- Cortar otros alimentos y mejorar el dominio del cuchillo.

- Casi todas las tareas de la cocina, simplificadas para adaptarlas a sus habilidades.

CONSEJOS PARA COCINAR CON NIÑOS[15]

1 Ten a mano una escalera o torre de aprendizaje para que el niño pueda ver cómo se preparan los alimentos y participar en el proceso.

2 Colócate siempre entre el niño y la cocina (estufa).

3 Dale espacio para trabajar; puedes colocar una mesita en la cocina o sentarte con él en la mesa del comedor para cortar y preparar los alimentos.

4 Disminuye tus expectativas: puede tomar algo más de tiempo y no quedar perfecto; tal vez unos pocos alimentos caigan al suelo. Forma parte de aprender a mejorar la habilidad, por lo que será importante tener paciencia y acompañar en el proceso.

5 Deja a su alcance un pequeño cepillo y un recogedor, así como un delantal apropiados al tamaño del niño.

6 Ten a mano esponjas o toallitas para limpiar.

Además de contribuir en la preparación de las comidas, resultará muy positivo para el desarrollo de los hábitos futuros compartir la mesa familiar (mismas preparaciones para todos) y permitir así que los niños vean a sus padres, hermanos y amigos comiendo y disfrutando juntos de los alimentos saludables ofrecidos.

Esta práctica se relaciona con mayor aceptación de frutas y vegetales por parte de los pequeños.[16]

Por último, no olvidemos que comer debe ser siempre un placer y que cada comida nos brindará la oportunidad de sembrar buenos hábitos alimentarios, así que aprovechemos el momento para ofrecer variedad de alimentos y acompañarlos mientras van descubriéndolos, proporcionarles un ambiente adecuado y disfrutar sin presiones de la experiencia.

EL PLATO SALUDABLE
Y QUÉ NO DEBE FALTAR

Muchas son las dudas que surgen a la hora de planificar la alimentación de los más pequeños, entre otras: ¿estaremos ofreciendo suficiente energía?, ¿necesitará más proteínas?, ¿debemos limitar las grasas?, ¿tendremos que incluir suplemento para que crezca sano? Para responder a ello, abordaremos a continuación los principales aspectos que es preciso tener en cuenta en la alimentación infantil.

DIETA SALUDABLE

A partir del primer año, los niños cubrirán sus necesidades nutricionales gracias a los mismos grupos de alimentos con que lo hacemos nosotros; por ello, utilizaremos estrategias similares a la hora de planificar el menú.

A pesar de que las preferencias alimentarias pueden variar notablemente de acuerdo con las costumbres y características particulares de cada familia, resultará de gran apoyo para diseñar un menú adecuado utilizar estrategias como «El plato para comer saludable» elaborado por la Escuela de Salud Pública de Harvard[17] o la nueva versión de pirámide creada por el Instituto Flamenco de Vida Saludable.[18]

Como resulta evidente en ambas guías, nuestra alimentación y la de nuestros niños debería basarse en el consumo de alimentos de origen vegetal: frutas y hortalizas, cereales integrales, legumbres y derivados, frutos secos y grasas saludables.

Resulta necesario promover un mayor consumo de frutas y vegetales entre los más pequeños y para ello debemos comenzar por preguntarnos si estamos dando el mejor ejemplo y estamos cubriendo las 5 raciones mínimas recomendadas de ambos grupos o si, por el contrario, estamos desalentando el consumo de estos alimentos al priorizar en las meriendas bocadillos con fiambre o bollería, o al perpetuar mitos como los que limitan ciertos tipos de fruta o las horas del día a las que se deben comer.

. PLATO PARA COMER .
SALUDABLE

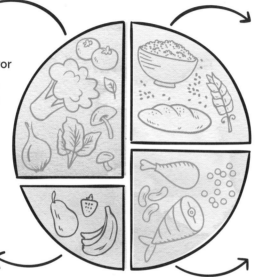

Vegetales

Cuantos más vegetales y mayor variedad, mejor. Las patatas y las patatas fritas no cuentan.

Frutas

Come muchas frutas, de todos los colores.

Granos integrales

Come variedad de granos (cereales) integrales (como pan de trigo integral, pasta de granos integrales y arroz integral). Limita los granos refinados (como arroz blanco y pan blanco).

Proteína saludable

Escoge pescados, aves, legumbres (habichuelas/ leguminosas/frijoles) y nueces; limita las carnes rojas y el queso; **evita beicon, tocino, carnes frías, fiambres y otras carnes procesadas.**

Aceite

Usa aceites saludables (como aceite de oliva o canola) **para cocinar, en ensaladas y en la mesa.** Limita la margarina (mantequilla). Evita las grasas saturadas.

Agua

Toma agua, té o café (sin azúcar). **Limita la leche y lácteos** (1-2 porciones al día) **y el zumo** (1 vaso pequeño al día). Evita las bebidas azucaradas.

· PIRÁMIDE ·

ALIMENTARIA

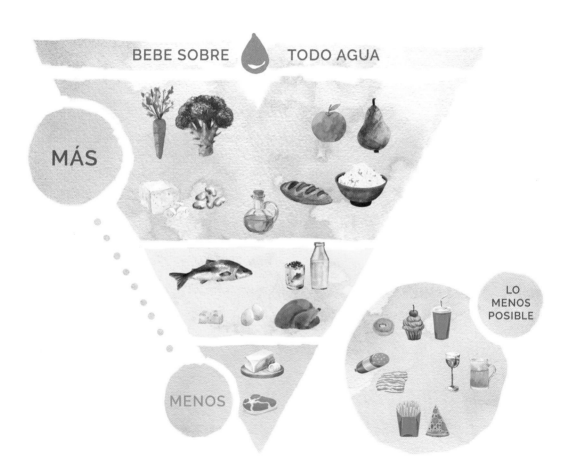

BEBE SOBRE TODO AGUA

MÁS

MENOS

LO MENOS POSIBLE

Cada comida principal debería presentarse como una oportunidad para comer vegetales, ya sea en forma de ensaladas, salteados, horneados, gratinados, cremas, etc., y las frutas podrían incluirse en los desayunos y meriendas acompañadas o no de otros alimentos. De esta manera resultaría sencillo cumplir con las recomendaciones de organismos como la OMS[19] y que han servido de base para desarrollar estrategias como «5 al día».[20]

Respecto al resto de los grupos de alimentos, podremos poner en marcha los siguientes consejos:

CEREALES, PANES Y TUBÉRCULOS

1. Incluir de preferencia cereales integrales como arroz integral, pan integral y pasta integral, entre otros.

2. Los copos de avena integrales resultan un excelente cereal que podemos combinar con frutas y leche o bebida vegetal para preparar un desayuno saludable que será mucho mejor alternativa a la avena instantánea, cuyo contenido de fibra será menor, o a los cereales azucarados, que pueden favorecer la aparición de sobrepeso.

3. Las legumbres y algunos pseudocereales como la quinoa son alimentos muy completos, que además de aportar hidratos de carbono (energía) están cargados de proteínas vegetales, fibra y minerales como el calcio o el hierro.

PROTEÍNAS

1. Practicar los lunes sin carnes resultará beneficioso para nuestra salud y la del planeta.

2. Ofrecer platos ricos en proteínas vegetales, frutos secos y semillas.

3. Al utilizar fuentes de proteína animal, preferir el pescado, los huevos y las aves (pollo o pavo).

4. Limitar las carnes rojas.

5. Evitar las carnes procesadas: salchichas, embutidos (incluye el jamón) y otros fiambres.

LÁCTEOS

1 Evitar ofrecer lácteos azucarados (leer el etiquetado) o achocolatados. Preferir en su lugar lácteos enteros naturales como la leche entera o el yogur natural.

2 El agua debe ser la principal bebida consumida a lo largo del día y la bebida de elección para acompañar las comidas principales y las meriendas.

GRASAS

1 El aceite de oliva virgen extra resultará una de las mejores fuentes de grasa para todas las edades.

2 Otras buenas fuentes de grasas serán: frutos secos, semillas, aguacate, aceitunas.

3 No es necesario restringir el consumo de grasas en la infancia (y será contraproducente hacerlo antes de los 2 años), ya que este nutriente interviene en el desarrollo del sistema nervioso del niño.

En cuanto a las cantidades de alimentos para ofrecer, estas variarán notablemente de un niño a otro, y si nuestros niños presentan un buen estado de salud, debemos confiar en sus mecanismos para regular la ingesta de nutrientes, siempre que no observemos problemas como sobrepeso o pérdida de peso, casos en los que se recomienda consultar al equipo de salud (pediatra + dietista-nutricionista + otros especialistas como logopeda, psicólogo, entre otros).

Tal y como mencionamos en «Oh, oh, cambio de rumbo», si ofrecemos una amplia selección de alimentos de cada grupo y le permitimos experimentar con variedad de sabores, colores y texturas, el niño podrá ser capaz de cubrir todas sus necesidades nutricionales, esto sin requerir ningún suplemento adicional.

Lácteos ¿sí o no?

Empezaremos este apartado recordando que, tras la leche materna (o fórmula infantil cuando esta no sea posible), no habrá alimentos imprescindibles (siempre podremos sustituir unos por otros) y la leche de vaca no será la excepción.

Si bien la leche entera puede ser un alimento bastante completo desde el punto de vista nutricional (aporta proteínas, carbohidratos, grasas, vitaminas y minerales), debemos tener en cuenta la existencia de niños alérgicos a la proteína de leche de vaca, niños a los que no les guste su sabor o familias que prefieran no consumir lácteos por diversos motivos.

En el caso de los niños a los que no les gusta el sabor de la leche, es frecuente observar que se recurre a prácticas desaconsejables, como agregar chocolate en polvo con azúcar, azúcar blanco, miel u otros endulzantes para lograr así que se la tomen. Esto, en lugar de resultar beneficioso, perjudicará la salud futura de nuestros niños.

Si a tu peque le gustan los lácteos, podrás ofrecerlos a diario, ya que, pese a la controversia que se ha generado en torno a su consumo, organismos internacionales como la Academia Americana de Pediatría[21] o el Servicio de Salud del Reino Unido,[22] entre otros, siguen incluyéndolos en sus recomendaciones y considerando saludable la oferta de 1-2 raciones diarias (1 ración = 1 vaso de leche o 1 yogur) a partir del año.

Como conclusión, podríamos decir que la leche ha de tratarse como un alimento más dentro de la dieta, que se puede tomar o no. Tal vez tu peque prefiera un yogur natural o comer queso antes que tomarse un vaso de leche y esto sería igualmente válido, o tal vez elija comer otros alimentos ricos en calcio, pero vale la pena mencionar que en caso de retirar los lácteos, además de tener en cuenta la posibilidad de sustituirlos por bebidas vegetales (enriquecidas con calcio) resultará importante garantizar una alimentación variada que asegure otras fuentes de calcio (legumbres, frutos secos...) y mejor si se cuenta con el apoyo de un dietista-nutricionista en el proceso.

EN CASO DE OFRECER LECHE, ¿CUÁL ES LA ADECUADA?

La leche entera de vaca o de cabra serán buenas opciones.

Mejor evitar la leche desnatada o baja en grasas en niños menores de 2 años,[23] debido a que en esta etapa las necesidades de grasas serán más elevadas. A partir de esta edad, también sería discutible el uso de leche desnatada, y diversos autores desaconsejan su uso.[24]

También se recomienda evitar las llamadas «leches de crecimiento»[25,26,27] debido a su relación con la aparición de sobrepeso.

El exceso de proteínas en la dieta infantil

Las proteínas forman parte, junto a los carbohidratos y las grasas, de los macronutrientes esenciales que nuestro cuerpo necesita obtener de los alimentos para crecer, desarrollarse y mantenernos con vida.

Entre sus funciones encontraremos la creación de nuevos tejidos, la síntesis de hormonas como la insulina o la hormona de crecimiento, la síntesis de anticuerpos para defendernos de enfermedades, el mantenimiento del pH de la sangre y el transporte de oxígeno u otras sustancias.

¿EN QUÉ ALIMENTOS PODEMOS ENCONTRAR PROTEÍNAS?

1   Alimentos de origen animal: huevos, leche de vaca y derivados, carnes (ternera, cerdo, conejo, cordero, caza…), aves (pollo, pavo, pato, codorniz…), pescados, mariscos y moluscos.

2   Alimentos de origen vegetal: legumbres (alubias, lentejas, garbanzos, soja…) y derivados, quinoa, cereales (maíz, arroz, trigo…), verduras y hortalizas, frutos secos (nueces, almendras, avellanas…) y semillas.

Debido a su importancia, las proteínas se han tornado protagonistas de los platos que se les ofrecen a niños y mayores, pero diversos estudios[28] han alertado a la población del exceso de proteínas en la dieta infantil, pues se ha detectado que el 95 % de los niños españoles menores de 3 años consume 4 veces más proteínas de las recomendadas.

PERO ¿QUÉ PASA SI NUESTROS NIÑOS CONSUMEN PROTEÍNAS EN EXCESO?

Revisemos algunas de las consecuencias que puede tener seguir dietas hiperproteicas en la infancia (en especial si son de origen animal):

1   Mayor riesgo de padecer sobrepeso y obesidad, hipertensión arterial, diabetes, entre otros problemas cardiovasculares o metabólicos, ya que al superar la recomendación de proteínas animales también estaremos aportando mayor cantidad de calorías, grasas saturadas, colesterol y sodio.

2   Adelanto de la maduración.

3   Menor absorción de nutrientes como el calcio.

4   Desmineralización ósea (pérdida de calcio en los huesos) y mayor riesgo de formación de cálculos renales.

¿SIGNIFICA ESTO QUE DEBEMOS DEJAR DE OFRECER PROTEÍNAS ANIMALES A NUESTROS NIÑOS?

NO. Significa que debemos comprender que más no quiere decir mejor y que debemos informarnos bien acerca de las necesidades de nuestros hijos para ofrecerles la cantidad de proteínas que requieren para crecer sanos y fuertes, ni menos ni más.

¿QUÉ PODEMOS HACER PARA NO EXCEDERNOS?

1   Intenta no ofrecer proteínas de origen animal en las 3 comidas principales del niño: si en el desayuno toma queso, en la comida carne y en la cena pollo, intenta ofrecer en el desayuno tostadas con tomate y aceite de oliva; en la comida, carne o pollo o pescado, y en la cena, lentejas o pasta.

2   Practica el lunes sin carne y prepara al menos un día a la semana un plato sin proteínas de origen animal, como pasta con boloñesa de lentejas o garbanzos con verduritas.

3   Evita ofrecer proteínas animales en las meriendas y recuerda dar prioridad a frutas y vegetales, como palitos de zanahoria o apio, que podemos acompañar con hummus, tomates cherry, cubitos de pepino, entre otros.

4   No ofrecer más de 2 raciones de lácteos al día (incluido el yogur): con 1 vaso de leche + 1 yogur al día tendrá más que suficiente.

5   Recuerda animarlos a consumir más frutas y vegetales.

Cómo animar al niño a comer sano

Además de los consejos compartidos en capítulos anteriores, también podremos:

1. Incluir vegetales en sus comidas preferidas. Puede ocurrir que algunos niños acepten más vegetales si forman parte de una de sus comidas favoritas, como podría ocurrir al agregar pimiento, champiñones, tomate, cebolla y demás a una pizza o preparar una salsa de pasta con vegetales como calabacín, cebolla y tomate, o hacer tortitas con zanahoria, espinacas o remolacha para desayunar.

2. Ofrecer en algunas meriendas veraniegas helados preparados con frutas.

3. Siempre colocar vegetales y frutas a la vista y servirlos en preparaciones provocativas. Si una noche preparamos tortilla de patata, la acompañaremos con una ensalada de tomates o con una ensalada variada, entre otras opciones. Este grupo nunca debe faltar en la mesa.

4. Utilizar la creatividad a la hora de preparar los platos, como usar cortadores de galletas para crear formas divertidas, cortarlos formando figuras o llamar a los brócolis *arbolitos*, pueden animar al niño a probar estos alimentos. Las preparaciones en tamaños *mini* también contribuyen a hacer el proceso más divertido. Cuanto más divertido sea, mayor posibilidad habrá de que los acepte.

5. Asar las verduras. Los niños pueden rechazar algunos vegetales porque su textura es suave o su sabor les resulta fuerte. El asado los dejará crujientes por fuera y suaves por dentro, y suavizará también la intensidad del sabor.

6. Tener frutas y vegetales listos para ofrecerle al niño en cualquier momento. Si están siempre disponibles, será más probable que los consuma. Pondremos a su alcance recipientes con zanahorias en palitos o rodajas, brócoli, coliflor, tomates cherry, entre otros.

7. Recordar que la comida también «entra por los ojos» y que la aceptará mejor si estimulamos la vista con colores atractivos, el olfato con un olor agradable y el gusto con un sabor delicioso. Será importante cuidar la presentación y sazonar adecuadamente (puedes utilizar unas gotitas de aceite o de limón).

8. Enseñarle al niño jardinería. Los niños que se involucran más en el proceso de selección de alimentos y en su procesamiento muestran mayor disposición a probarlos. Por ello,

si se les ayuda a sembrar alguna planta de tomates o de hierbas aromáticas o de algún vegetal, luego los probarán sin tanta resistencia.

9   Mantener a raya los azucarados y ultraprocesados, ya que cuanto más intenso sea el sabor de estos alimentos y más se acostumbre el niño a ellos, menos éxito tendremos al ofrecerle alimentos como los vegetales.

10 Resultará muy tentador ofrecer fruta triturada en bolsitas (la devorará sin problema), vale la pena animarlos a comer el alimento entero con las manos o los cubiertos.

Por último, es necesario recordar que los hábitos que se instauran en la infancia acompañarán a los niños hasta la vida adulta y que rendirse no es una opción cuando se trata de protegerlos ante el desarrollo de enfermedades crónicas y dotarlos de herramientas para que lleven una vida saludable y se conviertan en los adultos sanos y felices que esperamos que sean.

· ·

Sobre el hierro[29]

El hierro es esencial para el mantenimiento de la vida, pues es necesario para formar la hemoglobina que permitirá el transporte de oxígeno a todas las células. Además, los niños requieren cantidades suficientes de este mineral para que su cerebro se desarrolle de la forma adecuada y para evitar la aparición de la anemia.

¿DÓNDE PODEMOS ENCONTRAR EL HIERRO?

Existen dos tipos de hierro:

1   El hierro hemo (de origen animal), que puede absorberse con mayor facilidad y que podemos encontrar en carnes rojas (ternera, cerdo, cordero…), aves (pollo, pavo…), vísceras (hígados, riñones…) pescados, mariscos y moluscos.

2   El hierro no hemo (sobre todo de origen vegetal), que se absorbe en menor proporción, pero que podemos combinar con otros alimentos para favorecer su disponibilidad. Podemos encontrarlo en legumbres, cereales integrales, frutas deshidratadas, frutos se-

cos, vegetales de hojas verdes, entre otros. En este grupo también podremos encontrar el huevo, a pesar de que es un alimento de origen animal.

¿QUÉ FACTORES PUEDEN FAVORECER O INHIBIR LA ABSORCIÓN DEL HIERRO DE LA DIETA?

Tal y como vimos en *Sin dientes y a bocados*, podremos favorecer la absorción del hierro si:

1   Ofrecemos alimentos ricos en vitamina C junto a alimentos que aportan hierro no hemo, como aderezar una ensalada de legumbres con zumo de limón o comer una pieza de fruta tras un guiso de lentejas. Además, la fructosa contenida en las frutas también mejora la absorción del hierro no hemo.

2   También si mezclamos alimentos que aportan hierro hemo con alimentos que aportan hierro no hemo, como ocurre al preparar un plato de carne con vegetales.

Estaremos inhibiendo su absorción si:

1   Ofrecemos un exceso de lácteos en la dieta (más de 3 raciones al día a partir del año), que no solo afectarán el pH del estómago (el hierro se absorbe mejor en un medio ácido), sino que también aportarán calcio (mineral que puede competir por la absorción con el hierro) y podrían causar irritación en el intestino y favorecer la aparición de anemia en niños muy pequeños. Esto podría solucionarse si ofrecemos los alimentos como la leche un par de horas antes o después de las comidas principales.

2   Ofrecemos un exceso de fibra en la dieta a través de cereales integrales, legumbres, frutos secos y semillas. Este caso suele ser muy raro en nuestro entorno, en donde la mayoría de los niños no cubre sus necesidades de fibra.

¿CÓMO CUBRIR LAS NECESIDADES DE HIERRO DE NUESTRO NIÑO?

1   Incluye alimentos ricos en vitamina C: frutas cítricas, brócoli, patatas y pimiento.

2   Evita ofrecer lácteos con las comidas; puedes darles yogur con fruta en las meriendas y acompañar las comidas principales con agua.

3   Ofrece variedad de alimentos ricos en hierro a lo largo del día.

Necesidades de hierro según la edad (mg/día)*

0 – 6 meses	0,27
7 – 12 meses	11
1 – 3 años	7

4 – 8 años	10
9 – 13 años	8

¿Cómo cubrir el requerimiento de hierro en un peque de 1 a 3 años? (7mg)

Desayuno	½ tostada con 1 cucharada de hummus: 1,75 mg
Comida	½ taza de lentejas: 3 mg
Merienda	1 mandarina
Cena	½ taza de pasta con ½ taza de boloñesa de soja: 4,25 mg
Total	9 mg

Consejos

- Los alimentos ricos en vitamina C como las frutas frescas, el pimiento o el perejil favorecen su absorción.

- Remoja las legumbres para hacer más disponible el hierro presente en ellas.

- No mezcles estos alimentos con lácteos ya que pueden interferir en la absorción del hierro.

- Cocina las espinacas, acelgas y remolacha y desecha el agua para reducir su contenido de oxalatos.

Berberechos 25,6 mg por 100g	Almejas 24 mg por 100g	Soja 8,5 mg por taza	Germen de trigo 8,5 mg por 100g
Mejillones 8,4 mg por 100g	Alubias blancas 6,5 mg por taza	Lentejas 6 mg por taza	Tofu 5,4 mg por 100g
Amaranto 5 mg por taza	Garbanzos 4,5 mg por taza	Carne roja 3,20 mg por 100g	Guisantes 2,5 mg por taza
Champiñones 2,5 mg por taza	Quinoa 2,5 mg por taza	Acelgas 2,3 mg por ½ taza	Espinacas 2 mg por ½ taza
Remolacha 1,5 mg por taza	Pan integral 1,5 mg por rebanada	Calabaza 1,5 mg por taza	Pollo 1,5 mg por 100g
Pescados 1 mg por 100g	Hummus 1 mg por cucharada	Perejil 1 mg por ½ taza	Semillas de chía 1 mg por cucharada
Col rizada 1 mg por taza	Patata 0,5 mg por ½ unidad	Naranja 0,5 mg por unidad	Kiwi 0,5 mg por unidad

Calcio para tener los huesos fuertes[30]

El calcio es uno de los principales nutrientes que interviene en la creación de nuestros huesos. También desempeña muchas otras funciones, como intervenir en la contracción y relajación muscular, mantener la función nerviosa y la salud del corazón.

Necesidades de calcio según la edad (mg/día)

0 – 6 meses 200	**4 – 8 años** 1.000
7 – 12 meses 260	**9 – 18 años** 1.300
1 – 3 años 700	

¿Cómo cubrir el requerimiento de calcio en un peque de 1 a 3 años? (700 mg/día)

Desayuno 1 vaso de leche o bebida de avena enriquecida con calcio (292/288 mg) + una tostada de pan integral (30 mg) con tomate y aceite de oliva virgen extra

Almuerzo fruta + 1 cucharada de crema de almendras (52 mg)

Comida arroz salteado con ¼ taza de tofu (102 mg) y 1/1 taza de brócoli (45 mg)

Merienda hummus (41 mg) con palitos de zanahoria

Cena Ensalada capresa con 30 g de mozarela (234 mg). Fruta fresca

Total 792 mg/día

Queso Cottage 18,3 mg por 2 cdas	**Leche** 292 mg por taza	**Bebida de avena/ almendras** 288 mg por taza	**Bebida de soja** 288 mg por taza
Sardinas en lata 114 mg por 30 g	**Tofu con sales de Calcio** 102 mg por ¼ de taza	**Mozarela** 234 mg por 30 g	**Pan integral** 30 g por rebanada
Tahín 74 mg por cda	**Almendras** 74 mg por 30 g	**Yogur** 140 mg por 100 g	**Yogur de soja** 120 mg por 100 g
Kale/Col rizada 162 mg por ½ taza	**Higos secos** 13 mg por unidad	**Alubias blancas** 330 mg por taza	**Brócoli** 90 mg
Espinacas 177 mg por ½ taza	**Garbanzos/Hummus** 134 mg por taza/ 41 mg por 2 cdas	**Nabo hervido** 99 mg por ½ taza	**Cacahuetes** 18 mg por 30 g

Consejos

- Para absorber el calcio necesitarás vitamina D y para mantener niveles adecuados de esa vitamina se recomienda exposición solar frecuente: jugar en el parque, pasear por la playa, caminar hasta el colegio o el trabajo...También la obtendrás del pescado, la yema de huevo, el rebozuelo (setas), entre otros alimentos.

- Evita agregar cacao a la leche o bebidas vegetales para no interferir con la absorción del calcio.

- Hierve las verduras de hojas verdes y desecha el agua de la cocción para disminuir la presencia de oxalatos y mejorar la absorción del calcio que contienen.

Consejos adicionales

- Prepara smoothies o batidos con yogur natural o de soja enriquecido con calcio, además de fruta fresca.

- Agrega alubias blancas en las sopas o cremas.

- Agrega semillas de sésamo sobre tostadas, cereales o ensaladas.

- Ofrece hummus con vegetales para meriendas o comidas.

- Incluye tofu en salteados o recetas.

- Incluye crema de almendras en alguna tostada o merienda con fruta.

- Complementa las ensaladas con garbanzos cocidos o almendras fileteadas.

- Ofrece vegetales de hojas verde oscuro, como chips de kale o brócoli salteado.

Además del calcio se necesitará un adecuado aporte de vitamina D y de otros nutrientes como vitamina K, magnesio, potasio y ácidos grasos esenciales para mantener una buena salud ósea, y todos ellos podrán obtenerse a través de una alimentación saludable, una adecuada exposición solar (vitamina D) y la práctica de actividad física regular.

Si nos asaltan las dudas acerca de cómo ofrecerles a nuestros niños una alimentación adecuada podemos acudir a un dietista-nutricionista para recibir el apoyo necesario.

NIÑOS VEGETARIANOS (ALIMENTACIÓN BASADA EN PLANTAS EN LA INFANCIA)

La dieta vegetariana se basa en evitar el consumo de carnes y, de acuerdo con el tipo de vegetarianismo que se practique, podrán incluirse productos derivados de la explotación animal tales como lácteos o huevos (ovolactovegetarianos) o basarse solo en alimentos de origen vegetal (vegetarianos estrictos y veganos).

El número de familias que deciden seguir una dieta vegetariana va en ascenso y cada día más personas la incorporan como su modo de vida y de alimentación. Sin embargo, cuando se trata de iniciar a nuestros niños en este tipo de dieta, surgen muchas dudas acerca de su seguridad y sobre cómo implementarla.

En cuanto a su seguridad, la Academia Americana de Dietética, a través de su posiciona-miento,[31] establece que una dieta vegetariana o vegana puede ser saludable para los niños de cualquier edad, siempre que se planifique cuidadosamente con el equipo de salud para asegurar las necesidades de proteínas, vitaminas y minerales, y evitar posibles carencias nutricionales.

Será imprescindible asociar un suplemento de vitamina B12 en la dieta de los niños (así como en la de los adultos) que sigan una dieta vegetariana debido a que esta vitamina solo se encuentra disponible de forma eficiente a través de fuentes de origen animal.

MENÚ EJEMPLO PRIMEROS AÑOS

	Lunes	Martes	Miércoles
Desayuno	**Porridge perfecto** de avena y plátano	**Tostadas** untadas en **mantequilla de anacardos** **Fruta fresca**	**Galletas de avena y coco** **Fruta fresca**
Almuerzo	**Fruta fresca**	**Fruta fresca**	**Fruta fresca**
Comida	**Curry de garbanzos y coliflor** con arroz basmati	**Crema de jengibre y zanahoria** **Pescado** al horno	**Pasta con boloñesa de soja** **Ensalada variada**
Merienda	**Fruta fresca**	**Fruta fresca**	**Fruta fresca**
Cena	**Frittata de verduras** **Ensalada de tomate**	**Suflé de queso, nueces y espinacas**	**Fingers** de pollo y quinoa con guisantes

Los desayunos preferidos pueden repetirse varias veces por semana.
Ofrece siempre fruta en las meriendas, aunque en ocasiones la acompañes de otras opciones (frutos secos, yogur natural sin azúcar o yogur de soja sin azúcar, mantequilla de frutos secos...).

Jueves	Viernes	Sábado	Domingo
Porridge perfecto de avena y manzana (+ canela opcional)	**Tostadas con aguacate** y semillas **Fruta fresca**	**Granola casera** con yogur natural sin azúcar (o yogur de soja sin azúcar) y fruta fresca	**Tostadas con revuelto de parmesano y hojas verdes** **Fruta fresca**
Fruta fresca	**Fruta fresca**		
Brochetas de salmón con salsa de yogur y pepino **Arroz integral**	**Guiso de ternera**	**Polenta cremosa** con lenguado **Vegetales** salteados	**Ensalada** variada **Guiso de coliflor**
Yellow smoothie **Fruta fresca**	**Fruta fresca**	**Fruta fresca**	**Bolitas de chocolate** sin azúcar **Fruta fresca**
Crema de calabaza y pera Crudités o **focaccia** con paté vegetal (ej.: pipas y brócoli)	**Pizza casera** (masa de boniato) con vegetales	**Hamburguesas** de champiñones y calabacín con **Patatas al horno** y ensalada rallada	**Croquetas** de verduras con pollo

Las comidas y las cenas pueden intercambiarse sin problema.
El agua ha de ser la bebida de elección para acompañar todas las comidas.

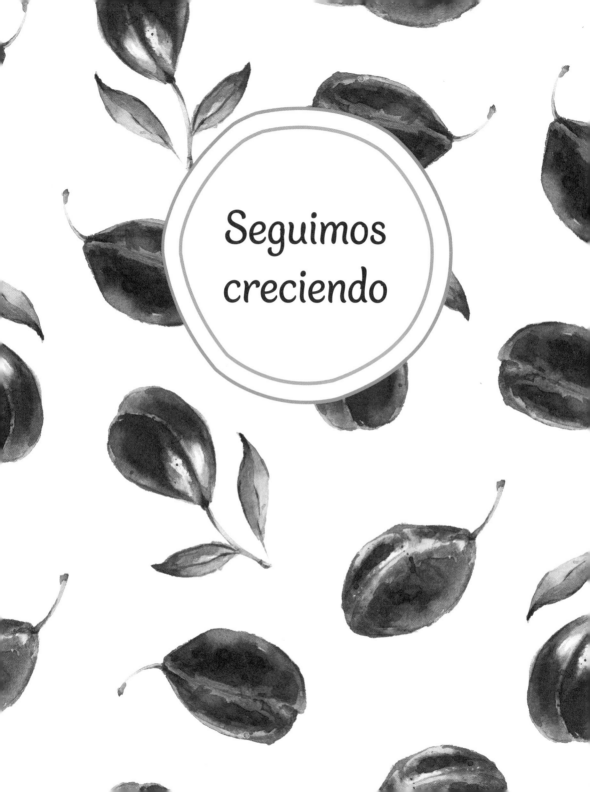

Seguimos creciendo

¡LISTOS PARA EL COLE!

Al llegar a la edad escolar, los niños seguirán necesitando alimentos saludables y meriendas nutritivas que los ayuden a seguir creciendo sanos. Tendrán una tasa de crecimiento lenta pero constante y por lo general comerán unas cuatro o cinco veces al día (incluyendo las meriendas).

Muchos hábitos alimentarios, preferencias y rechazos se afianzan durante esta etapa, y aunque podrán mostrarse más dispuestos que en años anteriores a probar una mayor variedad de alimentos, la familia, los amigos y los medios de comunicación (en especial la televisión) tendrán mayor influencia sobre sus elecciones alimentarias.[32]

Por todo ello resultará de gran importancia estar preparados y contar con herramientas para superar con éxito estos años y seguir practicando una alimentación saludable, junto al resto de la familia, hasta la vida adulta.

EL MUNDO EXTERIOR INTENTA COLARSE EN EL PLATO

A medida que los años vayan pasando, nuestros niños serán cada vez más vulnerables a los mensajes que reciben del entorno y puede que sientan mayor presión para comportarse del mismo modo que el resto o comer de la misma manera que sus amigos y evitar así que se les cuestione o excluya.

En esta etapa estarán expuestos a los mensajes dirigidos a ellos (y a sus padres) que se transmiten a diario a través de los medios de comunicación y que, sin duda, buscan generar en ellos el deseo de comer (para que así la industria aumente sus ventas), para lo que se valen de estrategias como premios ocultos o coleccionables, canciones pegadizas, colores y texturas atractivos y diseños llamativos en los envoltorios. Además, podrán sentir la presión que ejerce la sociedad para que coman constantemente, en muchas ocasiones de más, lo que contribuye a que vivamos inmersos en una cultura que promueve el sobrepeso.

En la alimentación infantil esto puede observarse cuando alguna familia se anima a llevar frutas como opción de merienda y recibe comentarios como «pobre tu peque, que no le das unas galletas de chocolate, con lo buenas que están», lo que puede desmotivar a estas familias e impulsarlas a dejar de lado su propósito de mantener buenos hábitos fuera de casa.

También resulta frecuente encontrar en consulta a familias que, tras recibir el consejo de evitar el consumo de bebidas achocolatadas, comentan: «Es que así se ha hecho siempre y no me parece que sea ningún problema porque yo me siento bien». Parece más sencillo ceder a la presión y hacer lo que todos hacen que ir en contra de la corriente y promover el cambio, pero ceder implicaría pagar un precio muy alto, que es el de enfrentar y asumir la terrible noticia de que nuestros niños posiblemente vivirán vidas más cortas que sus padres debido a la aparición de enfermedades crónicas no transmisibles (y prevenibles).

Modificar nuestro entorno no será tarea fácil, pero debemos seguir trabajando juntos para promover un ambiente saludable en el que nuestros niños crezcan sanos.

¿Cómo podría mejorarse esta situación?

1. **Planifica el menú semanal y prepara la lista de la compra;** de esta manera, podrás hacer un proceso de compra informado y consciente sin llevar a casa más de lo necesario ni ser víctima de las estrategias de *marketing* de ciertos productos malsanos.

2. **Da mayor prioridad a alimentos frescos** en lugar de productos ultraprocesados de pobre calidad nutricional, como muchos de los publicitados en televisión u otros medios; de este modo, si la industria disminuye sus ventas se verá forzada a mejorar la calidad de los productos que ofrece.

3. **Sé un agente de cambio y confía en tu buena labor:** si te invitan a reuniones, lleva una rica ensalada o frutas para el postre y no prestes atención a los comentarios que te desanimen en este propósito.

4. **Aplica la regla de «no ofrecer, no negar».** Si tu peque te pide comer algún producto superfluo porque se lo han ofrecido a la salida del colegio, en el parque o en una fiesta, podrá comerlo y disfrutarlo sin juicios al respecto (no se trata de demonizar ninguna opción), pero si luego los pide en casa podremos explicarle que, debido a sus características, estos productos no podrán formar parte de la rutina diaria y podrá consumirlos solo de forma ocasional.

5. **Recuerda que en nuestra responsabilidad recae el ofrecer alimentos saludables a diario,** aunque ellos puedan decidir si comerlos o no, y ser un buen ejemplo a seguir.

6. **Llegada la ocasión de disfrutar de un postre,** anima a tu peque a tomar una porción pequeña o a compartirlo.

7. **Utiliza recursos de educación alimentaria** como libros, documentales, entre otros (*véase* la p. 48), para abrir en casa el debate sobre la alimentación saludable y formar futuros consumidores responsables y bien informados.

EDUCACIÓN ALIMENTARIA Y CIENCIA CON ALIMENTOS

Los hábitos y las conductas alimentarias que se instauran en la infancia suelen mantenerse hasta la vida adulta y determinar nuestro estado nutricional. Los niños necesitan aprender acerca de estos temas tanto en casa como en el centro educativo, ya que la influencia de ambos ambientes podrá lograr un cambio más positivo y perdurable en el tiempo.

Y, como sabemos, «la información es poder»; por lo tanto, queremos niños empoderados que manejen información adaptada a su edad.

Estrategias de educación alimentaria para poner en marcha[33, 34]

1   Orientar a los niños sobre nutrición mediante las recomendaciones de MyPlate y otras guías dietéticas, y enseñarles cómo pueden asegurarse de estar comiendo porciones adecuadas de los distintos grupos de alimentos. Practicar ejemplos de elecciones saludables que hayan hecho recientemente.

2   Descubrir juntos la amplia variedad de platos que ofrece la gastronomía de otros países. Esta será una excelente forma de animarlos a probar alimentos nuevos a la vez que aprenden sobre comidas populares en otras culturas.

3   Enseñar a los niños cómo la comida afecta al cuerpo humano. Al entender por qué ciertos alimentos son perjudiciales y otros son beneficiosos o por qué algunas personas son alérgicas a ciertos alimentos y requieren dietas especiales, se enfatizará la importancia de hacer elecciones saludables ahora y en el futuro.

4   Jugar al detective en el estante de cereales con los niños mayores: enseñarles a revisar el etiquetado e identificar la cantidad total de azúcar en varios cereales. Anímalos a comparar los cereales que les gustan y a seleccionar los que tengan menor contenido de azúcar.

5   Destacar la importancia de la actividad física. Los niños deben entender que la nutrición y la actividad física van de la mano. Motívalos a ser físicamente activos durante al menos 30 minutos al día, procurando que sean actividades fuera de casa o en el patio del colegio cuando sea posible.

6   Ser un buen ejemplo a seguir para los niños. Demuestra que la nutrición y la actividad física son importantes al tomar meriendas y comidas saludables y al preferir caminar o hacer actividades físicas durante los descansos. Hablar sobre nuevos alimentos o recetas que estás probando en casa también es una buena forma de motivar a los niños para que coman alimentos variados.

7   Plantar frutas y vegetales en un pequeño huerto, ya sea en casa o en el colegio. Permitirles a los niños cultivar sus propias frutas y vegetales de primera mano es una gran experiencia y a la vez aprenden sobre nutrición.

8   Involucrarlos en la preparación de recetas adaptadas a sus capacidades (*véase* el apartado «Pequeños chefs»).

Apóyate en los recursos que encontrarás en las pp. 52 y ss.

#PORUNAESCUELABIENNUTRIDA

Este proyecto nace dentro del ámbito de mejora del entorno y de educación alimentaria de los niños en el ámbito escolar, con el objetivo de mejorar la alimentación en los comedores escolares de toda España y sembrar buenos hábitos alimentarios desde la infancia para lograr un futuro más saludable. También pretende detener la creciente epidemia mundial de obesidad infantil que, según datos de la Organización Mundial de la Salud, alcanzará los 70 millones de niños con sobrepeso para 2025 si se mantiene la tendencia actual.

Esto, sumado a la importancia de la nutrición en los primeros años de vida y a que es en esta etapa cuando se consolidan los hábitos alimentarios que nos acompañarán durante la vida adulta, nos ha motivado a seguir trabajando por el cambio.

Pero ¿por qué es necesario un cambio en los comedores escolares?

Porque día a día se les ofrecen a los niños menús escolares que presentan:

1 Exceso de precocinados, frituras y grasas saturadas.

2 Exceso de sal, azúcares y productos ultraprocesados.

3 Predominancia de proteínas de origen animal y presencia notable de carnes procesadas.

4 Bajo consumo de fruta fresca, que se limita en algunas ocasiones a solo un día para ofrecer fruta como merienda («día de la fruta»), además de bajo consumo de vegetales frescos y cocinados, lo que trae consigo un bajo consumo de fibra, vitaminas y minerales.

Además de esto, en muchos comedores suele darse mayor importancia a las cantidades de alimentos que los niños consumen («si se lo comen todo, mejor») que a la calidad de la dieta (no se ofrecen variedad de vegetales porque «no se los van a comer»), para lo que se ponen en marcha estrategias inadecuadas que podrán predisponer a trastornos de la conducta alimentaria o a padecer sobrepeso en el futuro.

Esta realidad es la que impulsa a #PUEBN a trabajar de la mano con los centros educativos para lograr:

1   Mayor presencia de frutas y vegetales (de acuerdo con las recomendaciones de organismos oficiales y que vimos en anteriores capítulos), lo que conlleva un mayor consumo de fibra, vitaminas y minerales, y mejor salud presente y futura.

2   Que todos los días sean el día de la fruta.

3   Sustitución de precocinados y ultraprocesados por alimentos frescos.

4   Mayor presencia de proteínas vegetales (sobre todo legumbres) y elección de proteínas animales de calidad.

5   Sustitución de frituras por otras técnicas de cocción que resulten igualmente agradables.

6   Educación alimentaria para un futuro saludable.

Además, #PUEBN defiende que la actividad de los comedores escolares no debería centrarse solo en ofrecer un menú diario agradable al paladar de los niños, sino que además sea un menú que contribuya a la educación nutricional y que resulte de apoyo a la familia para facilitarle el camino de implantar una alimentación saludable en casa.

Sé también agente de cambio en tu comunidad educativa y propón la puesta en marcha de estas estrategias o de estrategias similares que busquen mejorar la salud infantil. Aún queda mucho por hacer.

MERIENDAS DIVERTIDAS Y SALUDABLES

Entre las mejores opciones de meriendas encontraremos las frutas enteras. Una fruta es una opción rápida, sencilla, saludable y nutritiva (y divertida, si le dedicamos unos minutitos a utilizar cortadores o preparar bolitas o brochetas). Las meriendas escolares pueden ser una excelente oportunidad para ofrecerles a nuestros niños frutas o vegetales. Pese a esto, suelen desaprovecharse ofreciendo productos azucarados y ultraprocesados que favorecen la aparición del sobrepeso infantil.

Pero ¿por qué se ofrecen estos productos cuando tenemos mejores alternativas? Reflexionemos sobre las posibles causas y cómo abordarlas:

1   Falta de tiempo para cocinar: existen montones de alternativas que pueden estar listas en 5 minutos o menos; la más sencilla, una pieza de fruta. Una mandarina o manzana estará siempre lista para llevar.

2   «Es que ofrezco lo que el niño pide»: en este aspecto, es importante recordar que los responsables de ofrecerle al niño una alimentación adecuada serán los padres (dejar esta decisión en manos de los niños podría resultar en un menú rico en azúcares, nuggets de pollo y un par de alimentos más), y pese a que se pueden ofrecer alternativas, estas deberían ser siempre saludables. Se pueden preparar recetas en casa como las que encontrarás en las pp. 152, 158 y 164: chips de remolacha, bolitas de coco y zanahoria, galletas de avellanas, avena y coco, entre otras opciones.

3   «Es que en su colegio hoy toca otra opción o no es el día de la fruta»: cuando en los colegios se ha establecido el día de la fruta, ¿se ha tenido en cuenta que todos los días los niños deberían consumir 5 raciones de frutas y vegetales? Debemos seguir promoviendo el mensaje de que todos los días son el día de la fruta.

4   Poner bollería industrial o dulces para la merienda no es una práctica inocente, pues conllevará un menor consumo de frutas y vegetales, los grupos de alimentos que paradójicamente, más deberían consumir, y resultará una batalla injusta en la que los vegetales tienen todas las de perder.

Entonces, ¿qué alimentos puedo incluir en la merienda?

Elige frutas y vegetales

¿Vegetales en la merienda? Pues aunque culturalmente no solemos pensar en este grupo de alimentos para las meriendas del colegio, pueden ser una excelente opción y, con un poco de creatividad y aderezos que acompañen, pueden convertirse en meriendas divertidas capaces de conquistar paladares (con la ayuda extra que obtendremos al limitar productos azucarados).

Ideas de vegetales para probar en las meriendas: tomates cherry de colores, palitos de pepino con tahín, palitos de zanahoria y apio con hummus, champiñones rebanados, brócoli al vapor, chips de zanahoria o remolacha horneados en casa…

¿Y si se queda con hambre? ¿Qué más puedo ofrecerle?

Una vez que hayas seleccionado alguna fruta o vegetal de base, podrías incluir un lácteo, como un yogur entero sin azúcar, o un alimento rico en carbohidratos, como los copos de avena o una tostada de pan (preferiblemente integral), o un alimento rico en grasas saludables, como el aguacate, el aceite de oliva virgen extra (AOVE), los frutos secos triturados o en crema y las semillas.

Entre algunas opciones de meriendas saludables tendremos:

1   Bizcochitos de plátano con copos de avena.

2   Tostada con requesón o crema de almendras + pera.

3   Ensalada de col + zanahoria + zumo de limón. Pasitas (pueden ofrecerse aparte o como parte de la ensalada).

4   Fresas (opcional: acompañar con yogur griego).

5   Manzana al horno con canela o calabaza horneada.

CASOS ESPECIALES Y CÓMO AFRONTARLOS

Sobrepeso en niños: ¡es hora de actuar!

Cerramos el año 2018 siendo el segundo país de Europa con mayores cifras de sobrepeso y obesidad infantil de acuerdo a la Organización Mundial de la Salud (OMS), que, en su informe de la Iniciativa para la Vigilancia de la Obesidad Infantil (COSI), recoge que el 40 % de los niños españoles presenta exceso de peso, cifra superada solo por Chipre.

Aunque para modificar estas cifras necesitaremos el apoyo de diversos sectores y la puesta en marcha de distintas estrategias, como leyes que regulen con más firmeza la publicidad dirigida a niños y el *marketing* de productos insanos, con nuestro aporte podremos facilitar el camino para reducir estos datos y mejorar el futuro de estos niños.

¿Cómo saber si mi niño tiene sobrepeso?

Ante la duda de si su hijo se encuentra en un peso adecuado, sería aconsejable que asistiera a una consulta con el nutricionista. En los niños, los parámetros para determinar el sobrepeso y la obesidad serán distintos a los empleados en los adultos y no bastará con aplicar una simple fórmula (como el cálculo del Índice de Masa Corporal) para precisar el estado nutricional.

Consecuencias del sobrepeso y la obesidad infantiles

Los niños con sobrepeso u obesidad se enfrentan a un mayor riesgo de desarrollar enfermedades crónicas y problemas de salud que pueden afectar a su calidad de vida, entre los que podemos encontrar:

1   Hipertensión arterial y enfermedades cardiovasculares.

2   Diabetes tipo 2, resistencia a la insulina y otros problemas metabólicos.

3   Riesgo de desarrollar trastornos psicológicos durante la adolescencia: baja autoestima, depresión, ansiedad, etc. Los niños que padecen sobrepeso pueden experimentar rechazo por su aspecto, y esto podrá aumentar la probabilidad de desarrollar un trastorno de la conducta alimentaria o conductas adictivas, como el consumo de sustancias nocivas.

4   Problemas traumatológicos y ortopédicos.

5   Dificultad para practicar deporte o ejercicio físico debido a la falta de aliento y tendencia a fatigarse con facilidad, que puede agravar los síntomas asmáticos o aumentar las probabilidades de desarrollar asma.

6   Alteraciones en el sueño, como la apnea obstructiva.

7   Adelanto de la maduración.

8   Problemas cutáneos.

9   Trastornos hepáticos y biliares.

Las estrategias de prevención tanto como el tratamiento del sobrepeso y de la obesidad durante la infancia pueden reducir el riesgo de desarrollar estos trastornos durante la etapa adulta.

· ·

¡Actuemos!

Además de seguir las estrategias sugeridas en capítulos anteriores, podremos poner en marcha estos consejos para prevenir la aparición del sobrepeso o su evolución en el tiempo:

1   **Estar atentos a las señales para evitar sobrealimentar al niño:** debe erradicarse la creencia de que un niño gordito es un niño sano o de que se debe dejar el plato limpio antes

de levantarse de la mesa (más sobre la importancia de respetar las señales de apetito y saciedad en «Oh, oh cambio de rumbo»).

2   **Limitar el tiempo de exposición a los dispositivos electrónicos** y animar al niño para que practique una actividad física varias veces por semana.

3   **Limitar el acceso a productos malsanos** que solo aportan calorías vacías. En su lugar podrá ofrecerse fruta entera o troceada, yogur con fruta cortada y copos de avena, heladitos caseros con fruta, entre otras opciones.

4   **Evitar la oferta de bebidas azucaradas** como zumos, bebidas energéticas, refrescos, entre otras.

5   **Involucrar al niño en la planificación y la compra de alimentos**, así como en la elección y la preparación de comidas saludables.

6   **Consultar con el nutricionista** si se observa un incremento acelerado o sostenido de peso. Es mucho más efectivo prevenir estos casos que tratarlos.

TODOS A MOVERSE

Diversos organismos recomiendan que los niños practiquen al menos 1 hora de actividad física cada día, y resultará tan importante como en el aspecto dietético el ejemplo que estemos dando respecto a mantenerse activo y a practicar una actividad física de forma regular. Para esto, podremos invitar a nuestros niños a un paseo familiar en bici, una clase de natación o una caminata por el parque, la playa o la montaña.

Si no se dispone de tiempo suficiente para acompañarlos cada día, podremos apoyarnos en la opción de que asista a una actividad extraescolar de su elección, como baile, tenis, fútbol, karate, etc.

1   Una vez en casa, podremos apoyarnos en opciones como bailar o hacer juntos una clase de yoga virtual, lo que podría resultar divertido y sencillo de cumplir, incluso en días fríos o lluviosos.

2   Por último, se recomienda limitar a 2 horas la exposición a la televisión o los videojuegos, de forma que podamos promover otras actividades como los juegos al aire libre, los juegos de mesa, la lectura o el descanso.

¿Existen los superalimentos para niños?

Desde hace algunos años, los medios de comunicación hablan sobre los llamados «superalimentos», pero ¿qué propiedades ha de tener un alimento para ganarse este título? ¿Y de verdad son tan súper?

Para ser considerado un *superalimento*, este debe ser rico en nutrientes y aportar vitaminas, minerales, fibra, antioxidantes o fitonutrientes, por lo que su consumo podría beneficiar a la salud.

El problema aparece cuando se da a entender que el consumo de este alimento, con independencia del tipo de dieta y del resto de los alimentos consumidos, podrá protegernos del desarrollo de enfermedades. En este sentido es importante destacar que ningún alimento tomado de manera aislada será capaz de ejercer dicha función y que los estudios desarrollados hasta el presente no muestran evidencias concluyentes para recomendarlos como tal.

Por esto, en lugar de hablar de *superalimentos* deberíamos seguir promoviendo una alimentación saludable, que incluya un consumo elevado de verduras y frutas, que contenga legumbres y frutos secos ricos en fibra y nutrientes, y que priorice los cereales integrales sobre los refinados.

Recuerda que más allá de ofrecer una lista de alimentos con *superpoderes*, es el conjunto de los alimentos de la dieta el que podrá promover en nuestros niños un estado de salud adecuado.

¿Necesitan los niños consumir azúcar?

NO. En caso de referirse a los azúcares simples y refinados como el azúcar blanco, moreno, la panela, la miel, los jarabes y siropes, entre otros endulzantes, este mensaje es FALSO.

Además de que no se necesitan este tipo de azúcares (calorías vacías) y que tenemos fuentes de energía mucho más saludables (como las frutas), ofrecerlos a través de productos que los contienen o agregándolos a las comidas, como hemos mencionado en otras partes de este libro, acarreará diversos problemas más allá de promover el sobrepeso, como desplazar la aceptación de vegetales y frutas porque el paladar se adaptará a los sabores más intensos, haciendo aún más complicada la práctica de una dieta saludable en familia.

Es cierto que los niños necesitan que su alimentación les aporte energía, pero tendría que provenir de fuentes como frutas y vegetales, cereales integrales, tubérculos como la patata o el boniato, las mazorcas o palomitas, o las legumbres, entre otros alimentos reales.

Recordemos que en la infancia tendremos una gran oportunidad para poner la semilla de la alimentación saludable y real, y trabajemos juntos para crear un futuro mejor.

¿Necesitan los niños desayunar?

Si la definición de desayuno es la de «romper el ayuno», pues sí, pero ¿esto tiene que pasar a las 8 o 9 de la mañana? No necesariamente. Debemos saber que:

1   El desayuno NO es la comida esencial del día. Todas las comidas son igual de importantes, por eso hay que cuidar lo que ofrecemos en cada una de ellas.

2   El desayuno ideal NO existe; hay muchas buenas opciones de desayuno, pero no necesariamente pasarán por lácteos + cereales + fruta. Una tostada con tomate o aguacate es una muy buena opción y no estaría representada si seguimos esta receta.

Con esto en mente, nunca se debe presionar a los peques para desayunar si no tienen apetito. Podrán comer más tarde y tendremos el resto del día para cubrir sus necesidades. Esto no tiene por qué afectar a su rendimiento si partimos de un estado nutricional adecuado.

Muchas veces, por miedo a que no desayunen, se les ofrecen productos insanos como galletas, cereales azucarados o leche *disfrazada* con chocolate para que *al menos* coman algo, porque eso sí que se lo comerán, aunque en realidad no tengan hambre. Pero esto debe dejar de hacerse y juntos tenemos que ser más respetuosos con el apetito de los niños.

OPCIONES SALUDABLES

1   Tostadas, tortitas o barritas de avena hechas en casa según el tiempo del que dispongamos: en 5 minutos podemos tener listas unas tostadas con tomate y aceite, o con aguacate, o con hummus y pepino.

2   En lugar de cereales azucarados, anímate a ofrecerles otras opciones: quinoa hinchada o cocida, semillas de chía o avena con leche o bebida vegetal + frutas, mijo o amaranto hinchado son algunas opciones.

3   Deja que el toque dulce lo aporte la fruta.

¿Les estamos ofreciendo a nuestros niños los beneficios de la dieta mediterránea?

De acuerdo con los resultados de distintos estudios o a lo que vemos en las salidas de los colegios, en consulta con las familias o en otros entornos, no es así, y cada día se pierde más este patrón dietético y se favorece el de los ultraprocesados y el *fast-food* («comida rápida»). Pese a esto, sigue estando muy presente la resistencia a los cambios sugeridos para lograr una dieta más saludable.

Tenemos la grandísima ventaja de poseer gran variedad de frutas y verduras, piezas clave dentro de la dieta mediterránea, y, sin embargo, solo un 30 % de los niños consume fruta a diario; sus padres lo hacen aún menos. De acuerdo con 5 al día, solo el 11 % de la población española consume las raciones sugeridas de estos grupos de alimentos.

En la dieta mediterránea no se contemplan las bebidas achocolatadas, las galletas, los zumos industriales, los postres lácteos, el pan refinado, los fiambres, otros ultraprocesados o azucarados que con tanta frecuencia vemos consumir a los niños de nuestro entorno; por ello, es importante brindar educación alimentaria para realizar mejores elecciones desde el momento de la compra hasta la preparación de los platos que vamos a ofrecer para disfrutar, mejor, en familia.

MENÚ EJEMPLO SEGUIMOS CRECIENDO

	Lunes	Martes	Miércoles
Desayuno	**Porridge de avena** y naranja	**Granola casera** instantánea con yogur natural sin azúcar (o yogur de soja sin azúcar) y fruta fresca	**Tostadas con aguacate y mantequilla de anacardos** **Fruta fresca**
Almuerzo	**Fruta fresca**	**Fruta fresca**	**Fruta fresca**
Comida	**Macarrones** con **pesto de guisantes**	**Dahl de lentejas** con arroz basmati y ensalada de tomate	**Canoas de calabacín** rellenas con quinoa
Merienda	**Fruta fresca**	**Fruta fresca**	**Bolitas de coco** y zanahoria **Fruta fresca**
Cena	**Pita de tempeh**	**Nuggets** de pollo caseros con mazorca de maíz y ensalada rallada de zanahoria y repollo	**Huevos revueltos** con trigueros y pistachos, y ensalada variada

Los desayunos preferidos pueden repetirse varias veces por semana.
Ofrece siempre fruta en las meriendas, aunque en ocasiones la acompañes de otras
opciones (frutos secos, yogur natural sin azúcar o yogur de soja sin azúcar, mantequilla
de frutos secos…).

Jueves	Viernes	Sábado	Domingo
Porridge perfecto de avena y fruta	**Tostadas con tomate** y AOVE **Fruta fresca**	**Porridge de avena** y chocolate	**Tostadas francesas** **Fruta fresca**
Fruta fresca	**Fruta fresca**		
Fideos melosos con salmón y guisantes	**Hamburguesa de boniato** **Ensalada** variada	**Lasaña** de berenjena con ternera	**Crema de brócoli** y sésamo **Pescado al horno**
Fruta fresca	**Barritas de dátiles,** sésamo y coco **Fruta fresca**	**Fruta fresca**	**Red smoothie** **Fruta fresca**
Pizza de socca con vegetales	**Tortitas de maíz** y aceitunas	**Ensalada de manzana, aguacate y pollo**	**Hummus de calabaza** asada con crudités

Las comidas y las cenas pueden intercambiarse sin problema.

PEQUEÑOS CHEFS

Tal y como hemos compartido a lo largo de este libro, en la infancia tendremos la oportunidad de inculcarles a nuestros niños a través del ejemplo el amor por la alimentación saludable, que necesita ser disfrutada y compartida para lograr que se instaure y se mantenga hasta la vida adulta.

Teniendo esto como objetivo, en este apartado facilitamos algunos materiales y recetas para despertar al chef que hay en cada peque y brindarle algunas herramientas adicionales que le faciliten alimentarse saludablemente y divertirse en el proceso.

El menú del chef

¿Cómo elaborar un menú saludable?

Para esto, en función del tiempo del que dispongan, aunque sería recomendable hacer esta actividad sin prisas, podrán diseñar un menú de 3 platos: entrante, principal y postre, o podrían elaborar un plato único.

Si se tratara de 3 platos, tendríamos:

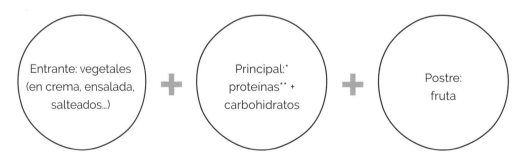

Entrante: vegetales (en crema, ensalada, salteados…) + Principal:* proteínas** + carbohidratos + Postre: fruta

*   Puede incluir de nuevo opciones con vegetales, como por ejemplo paella de verduras.

** Vegetales o animales.

Además, se contemplará el añadido de grasas a través de opciones como el aceite de oliva virgen extra (AOVE) en las preparaciones o aderezos de los platos, y se servirá el menú con agua como bebida principal con agua saborizada naturalmente con rodajitas de fruta fresca.

Si se tratara de un plato único, seguiríamos la inspiración del plato saludable para incluir:

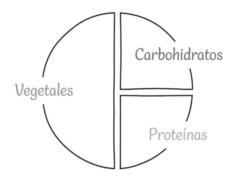

+ Aceite de oliva virgen extra u otras grasas saludables.
+ Agua o agua saborizada con frutas frescas.

¿Qué alimentos añadir en cada grupo?

VEGETALES

· Acelgas	· Calabaza	· Corazones	· Lechuga
· Ajo	· Canónigos	de palma	· Pepino
· Alcachofas	· Cebolla	· Endivia	· Pimiento
· Apio	· Champiñones	· Escarola	· Rábanos
· Berenjena	· Col rizada	· Espárragos	· Repollo
· Berro	y lombarda	· Espinacas	· Setas
· Brócoli	· Coliflor	· Guisantes	· Tomate
· Calabacín	y otras coles	· Judías	· Zanahorias

Consejos

1. Variaremos la presentación para no caer en la monotonía: al horno, salteados, al vapor, en crema, en ensaladas, entre otras.

2. Los incluiremos en las recetas preferidas de siempre: sobre una pizza casera, como parte de una salsa de pasta, en salteados junto a arroces y en muchas preparaciones más.

3. No olvidaremos el aderezo para ese toque de sabor que puede marcar la diferencia: los mejores aliados serán el aceite de oliva virgen extra, una pizca de sal yodada, un chorrito de zumo de limón o de naranja, un toque de vinagre o mostaza...

4. Los vegetales al horno suelen quedar más crujientes y desprender menos olor que al vapor, por lo que, si estamos ante una racha de rechazo a los vegetales, valdrá la pena intentar este método de cocción y presentarlos como chips o palitos horneados, de modo que podamos animarlos a darles otra oportunidad (mientras damos ejemplo).

PROTEÍNAS

Proteínas vegetales

Legumbres: soja y derivados (soja texturizada, tofu, tempeh), lentejas, garbanzos, alubias pintas o blancas, azukis... También aportarán proteínas vegetales en menor cantidad: cereales o pseudocereales (como la quinoa), tubérculos, vegetales, frutos secos, semillas.

Proteínas animales

Huevos, pescados, carnes rojas (ternera, cordero, cerdo), aves (pollo, pavo, perdiz, pato), mariscos, moluscos, lácteos (leche, yogur y queso).

Consejos

1. Conviene animarse a practicar el lunes sin carne con recetas que incluyan proteínas vegetales.

2. Se pueden alternar proteínas vegetales y animales en comidas y cenas para no exceder el consumo recomendado de carnes y favorecer el consumo de legumbres.

3. Teniendo en cuenta que siempre será mejor individualizar los consejos nutricionales, de forma muy general podría recomendarse seguir este esquema para planificar el menú semanal:

- legumbres[35,36] 1 vez al día (podríamos ir poco a poco aumentando el aporte de este grupo hasta llegar al menos hasta unas 4 veces por semana),
- pescado 2-3 veces por semana, huevos 2-3 veces por semana.
- aves 2 veces por semana, carnes rojas 1 vez por semana (aunque podría ser menos).

4 Los lácteos podrían consumirse a diario, pero también podrían no consumirse en absoluto.

5 Es mejor evitar las carnes procesadas, como embutidos y fiambres.

CARBOHIDRATOS

1 Cereales: avena, trigo, bulgur, maíz, arroz, cebada, centeno, mijo.

2 Pseudocereales: quinoa, amaranto, trigo sarraceno.

3 Productos derivados de cereales como cuscús o sémola, pastas y panes.

4 Tubérculos: patatas, boniatos, colinabo o nabicol, yuca o mandioca.

5 Plátano macho.

También aportan carbohidratos: las frutas, las legumbres, la leche y el yogur.

Consejos

1 Será preferible la utilización de cereales integrales.

2 La pasta integral o el cuscús integral permitirán preparar recetas sabrosas en poco tiempo.

Con toda esta información, podremos preparar a nuestros peques para que poco a poco puedan sugerir ideas de platos para contemplar en el menú semanal o preparar juntos.

Se podrían imprimir en casa imágenes con los alimentos enumerados en esta lista para realizar actividades de planificación sobre un plato base (como una especie de puzle que vamos armando y que podremos reinventar cada semana).

Como inspiración, también podríamos practicar en familia el «Día Internacional de...» y preparar un menú para celebrar la gastronomía de otros países y, aprovechando, conocer un poco más sobre su cultura. Como esta práctica suele parecernos muy positiva e interesante, a continuación compartiremos 3 ejemplos para llevarla a cabo con la ayuda de todos.

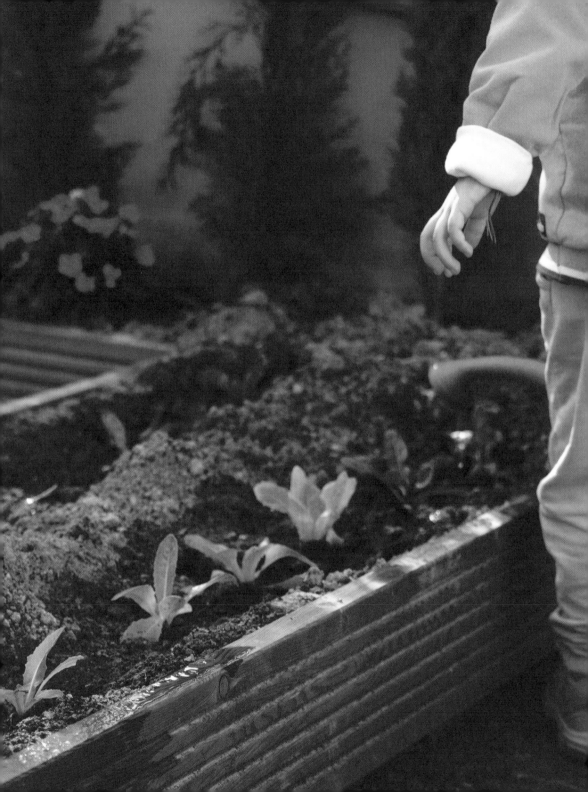

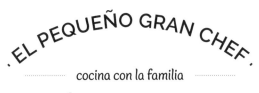

DÍA MEXICANO

ENTRANTE

ENSALADA MEXICANA PICO DE GALLO

3-4 raciones

- 1 taza de cebolla roja o morada cortada en cubitos pequeños.
- 3 tazas de tomates cortados en cubitos
- 1 cucharada de cilantro fresco, cortado
- El zumo de 1 limón
- Sal al gusto

Lavamos el tomate y lo cortamos en cubitos. Luego pelamos la cebolla y la cortamos un poco más pequeña que el tomate.

Combinamos los cubitos y aderezamos con el zumo de limón y la sal, al gusto. Refrigeramos (podremos prepararlo con 1-2 horas de antelación) y antes de servir agregamos el cilantro fresco recién cortado.

Según la edad del niño, podría cortar el cilantro (para esto utilizaría tijeras, siempre bajo supervisión) o agregar el zumo de limón, la sal, el cilantro y ayudar a mezclar.

QUESADILLAS CON PIMIENTOS SALTEADOS Y GUACAMOLE

· ·

3-4 raciones

Para 1½ taza de guacamole:

- 2 aguacates maduros, cortados en mitades y sin hueso
- ¼ de taza de cebolla blanca cortada en cubitos pequeños (aproximadamente ¼ de cebolla pequeña)
- 1½ cucharada de cilantro fresco cortado
- 1½ cucharada de zumo de limón o un poco más, al gusto
- 1½ cucharadita de cilantro seco
- ½ cucharadita de sal o un poco más, al gusto

Para las quesadillas:

- Tortillas de trigo integral o de maíz
- Queso de elección (havarti,

Preparación del guacamole

Con la ayuda de una cuchara, separamos el aguacate de la piel y lo servimos en un cuenco. Trituramos el aguacate con ayuda de un tenedor o pasapuré, hasta obtener la textura adecuada (algunas personas prefieren encontrarse trozos de aguacate y otras triturarlo más).

Agregamos la cebolla, el cilantro, el zumo de limón, el cilantro en polvo y la sal. Removemos para combinarlo todo.

Probamos para corregir la sazón y dejamos que repose unos minutos antes de servir.

Preparación de las quesadillas

Echamos el aceite de oliva en una sartén y calentamos a fuego medio. Añadimos los pimientos de colores y sofreímos hasta ablandar. Retiramos de la sartén y reservamos.

Colocamos una tortilla de trigo o maíz sobre una plancha o sartén a fuego medio e incorporamos el queso

Deja que sea tu pequeño chef quien separe el aguacate con la cuchara, ayude a triturar y a mezclar.

emmental, gouda, entre otros)

- Pimientos: rojo, amarillo o verde cortados en juliana (pueden agregarse otros vegetales como champiñones, cebolla, tomate…)
- 1-2 cucharadas de AOVE
- Sal al gusto

en la mitad de la tortilla (en rebanadas o rallado), junto con el salteado de pimientos. Doblamos la tortilla a la mitad y dejamos unos minutos al calor para que el queso se derrita y la tortilla se dore. Damos la vuelta y doramos la tortilla por la otra cara. Retiramos del calor y servimos junto al guacamole.

POSTRE (OPCIONAL)
PAPAYA

BEBIDA (OPCIONAL)
AGUA DE PIÑA

- ¼ de piña + ½ litro de agua

Pelamos y cortamos la piña en pequeños triángulos. La combinamos en una jarra con el agua y dejamos reposar durante al menos un par de horas antes de consumirla.

Este día también podría servirse como plato único el Burrito Bowl (*véase* la p. 96).

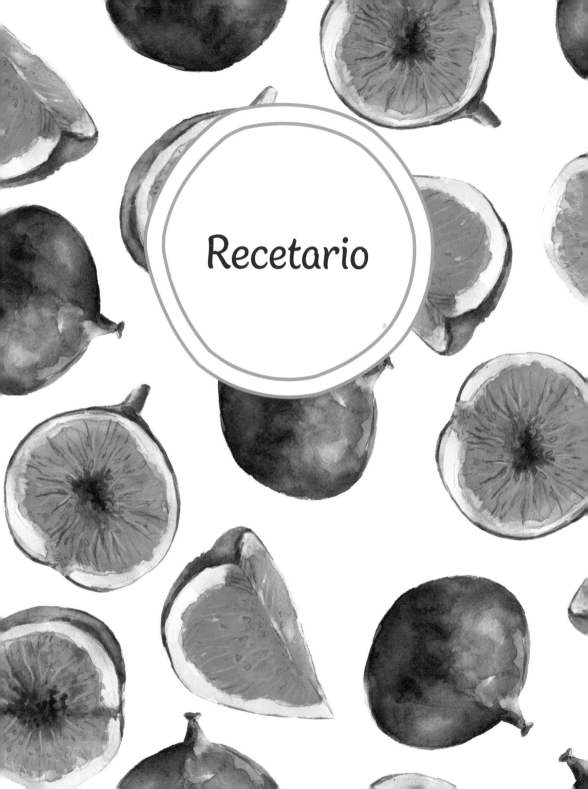

Recetario

. LO BÁSICO .

CÓMO LEER LAS RECETAS

Lo primero y principal antes de ponernos a cocinar una receta es leer bien los ingredientes y la elaboración de la receta para que luego no nos pillen por sorpresa algunos pasos, y comprobar que disponemos de todos los ingredientes o de alguno que pueda sustituir al que nos falte.

Dicho esto, para poder entender las recetas tenemos que tener en cuenta estos símbolos y abreviaturas:

AOVE: Aceite de oliva virgen extra.

SIN GLUTEN   SIN LÁCTEOS   VEGANO

BÁSICOS EN LA DESPENSA

· Aceitunas
· Anacardos, almendras y nueces
· AOVE
· Arroz integral
· Copos de avena

· Crema de cacahuetes
· Cuscús/Mijo/Bulgur
· Lata o tarro de bonito, sardinas, berberechos
· Legumbres de bote

· Maíz
· Pasta integral
· Quinoa
· Semillas de sésamo tostadas
· Tomate frito

Lavar hojas verdes, secarlas y guardarlas en recipientes herméticos: lechuga, kale, espinaca, acelga, cilantro, albahaca, entre otras. Siempre nos durarán más y serán más económicos que las bolsas ya limpias.

Aprovechar el horno una vez que lo encendemos para hacer diferentes elaboraciones. Incluso el calor residual para verduras como el calabacín; hasta para hornear verduras para hacer cremas o asar manzanas.

Verduras y frutas para tener siempre

- Aguacate
- Boniato rojo
- Calabaza
- Frutos rojos, pero congelados
- Mandarinas
- Manzanas
- Mucha hoja verde
- Patatas
- Peras
- Pimiento rojo o verde
- Plátanos
- Puerro
- Zanahorias

Congelador

- Cebolla picada
- Guisantes
- Judias verdes
- Preparaciones etiquetadas
- Zanahorias baby

Varios

1 Tener un robot de cocina que cocine, triture, etc.

2 Tener una lista actualizada de las reservas con las fechas de congelación.

3 Una pizarra o un papel pegado con un imán en la nevera.

4 Un planificador semanal del menú.

5 Buscar o contratar alguien que nos elabore el menú semanal.

BASE PARA SOFRITOS

La base de un sofrito puede cambiar drásticamente el sabor del plato y darle un mayor gusto. Pero no solo eso, también puede aportarle un añadido extra de verduras, vitaminas o fibra lo suficientemente interesante como para perder unos minutos en hacerlo.

La elaboración es muy sencilla: siempre partiremos de cebolla y ajo como alimentos estrella; luego, agregaremos cualquier otra verdura, como pueden ser puerros, ajos tiernos, pimientos e incluso alguna hortaliza, como el nabo, la chirivía, el napicol, etc.

Por ejemplo, si tuviéramos que hacer una base para el sofrito de unas legumbres, os dejo aquí cómo la haría yo.

4 raciones

- 2 cebollas
- 1 pimiento verde o rojo (en función de la legumbre)
- 1 puerro
- 2 ajos
- 1 rama de apio
- AOVE
- 1 cucharada de cúrcuma en polvo
- 1 cucharada de comino

Esta sería una buena base para el sofrito de unas legumbres.

Si la legumbre es roja, predominará la zanahoria; si lleva tomate, le pondremos pimiento rojo. Si se trata de lentejas o legumbre blanca, pondremos pimiento verde.

Luego iremos jugando con hierbas: laurel, tomillo, romero, comino, etc.

COCCIÓN DE LOS CEREALES Y LAS LEGUMBRES

CEREAL	PROPORCIÓN	TIEMPO
Amaranto	2-1	7-10 minutos
Arroz blanco	2-1	15-17 minutos
Arroz integral	3-1	35-45 minutos
Arroz salvaje	4-1	45-50 minutos
Arroz rojo	4-1	45-50 minutos
Avena en copos	2-1	4-6 minutos
Bulgur	2-1	15-17 minutos
Cebada	4-1	45-50 minutos
Cuscús	1-1	A remojo en agua hirviendo
Mijo	3-1	15-17 minutos
Quinoa	2-1	14-15 minutos
Teff	2-1	45-50 minutos
Trigo sarraceno	2-1	15 minutos
LEGUMBRE		
Alubia blanca	4-1, aprox.	1 hora 30 minutos
Alubia pinta	4-1, aprox.	1 hora 30 minutos
Azuki	4-1, aprox.	1 hora 30 minutos
Garbanzos	4-1, aprox.	1-2 horas
Lenteja pardina	4-1, aprox.	45 minutos
Lenteja roja	4-1, aprox.	20 minutos
Soja	4-1, aprox.	1-2 horas

Proporción: 2 partes de agua o caldo por 1 de producto.

COCCIÓN DE LAS VERDURAS

VERDURA	HERVIDO	AL VAPOR	MICROONDAS
Acelgas	7-8 minutos	5-6 minutos	2-4 minutos
Alcachofa	25 minutos	20-25 minutos	12-15 minutos
Berenjenas laminadas	-	5-6 minutos	2-4 minutos
Brócoli	5-7 minutos	5-6 minutos	2-3 minutos
Calabacín	3-5 minutos	4-6 minutos	2-3 minutos
Champiñones	-	4-5 minutos	2-3 minutos
Coles de Bruselas	5-7 minutos	8-10 minutos	4-6 minutos
Coliflor	4-6 minutos	3-5 minutos	2-3 minutos
Espárragos	-	10 minutos	4 minutos
Espinacas	2-5 minutos	5-6 minutos	1-2 minutos
Guisantes	8-10 minutos	4-5 minutos	2-3 minutos
Habas	7-8 minutos	5-8 minutos	3-4 minutos
Kale	10-12 minutos	7-8 minutos	4-5 minutos
Mazorca de maíz	5-8 minutos	4-7 minutos	2 minutos
Patatas cortadas	15-20 minutos	15 minutos	8-12 minutos
Pimientos	-	2-4 minutos	2-3 minutos
Remolacha	30 minutos	40-60 minutos	10-12 minutos
Repollo	5-10 minutos	5-8 minutos	5-6 minutos
Zanahorias laminadas	5-10 minutos	4-5 minutos	4-5 minutos

Desayunos saludables

Tras leer el primer libro, *Sin dientes y a bocados*, y haber revisado las explicaciones de este segundo, hemos entendido la importancia que tiene una comida en función del momento del día y que no hay cosas mejores que otras, sino que lo beneficioso que sea el resultado final radica en el equilibrio.

A partir de los ingredientes que conforman un buen desayuno, vamos a ver algunas recetas, tanto para el día a día como para el fin de semana, que harán este momento más variado y nutritivo.

AVOCADO SMOOTHIE

2 raciones

- ½ aguacate
- Unas hojas de espinaca
- 2 manzanas verdes
- Hojitas de menta
- Agua

Ponemos todos los ingredientes en la batidora y ¡listo!

YELLOW SMOOTHIE

2 raciones

- 1 plátano
- 2 rodajas de piña
- 1 vaso de bebida de almendras
- 1 cucharadita de cúrcuma

Ponemos todos los ingredientes en la batidora y ¡listo!

PINK SMOOTHIE

2 raciones

- 2 plátanos
- 10 fresas
- Zumo de 1 naranja
- Agua

Ponemos todos los ingredientes en la batidora y ¡listo!

RED SMOOTHIE

2 raciones

- 1 plátano pequeño
- ½ pepino mediano
- 10 fresas
- ½ taza de frambuesas
- Agua

Ponemos todos los ingredientes en la batidora y ¡listo!

BEET SMOOTHIE

2 raciones

- ¼ de papaya
- 1 taza de frambuesas
- 1 plátano
- ½ remolacha cocida

Ponemos todos los ingredientes en la batidora y ¡listo!

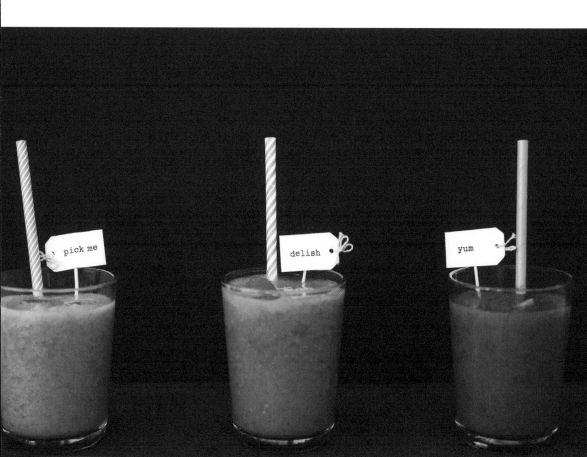

GRANOLA CASERA INSTANTÁNEA

al gusto

- 250 g de copos de avena sin gluten
- 1 cucharada de nueces
- 1 cucharada de almendras
- 1 cucharada de avellanas
- 1 cucharada de anacardos
- 1 cucharada de coco rallado
- 50 g de semillas variadas (lino, chía, sésamo, etc.)
- 2 cucharadas de cacao en polvo
- 1 cucharada de canela polvo
- 1 cucharada de cúrcuma en polvo

Si no están previamente tostados, tostamos los frutos secos y las semillas en el horno durante unos 15 minutos, sin dejar de remover.

Una vez listos y mientras se enfrían, mezclamos la parte en polvo.

Poco a poco y una vez que todo está bien mezclado en un cuenco, con la ayuda de un robot vamos triturándolo hasta obtener un polvo con los mínimos grumos posibles, y listo.

Ahora podemos acompañarlo de leche, hacer batidos, usarlo como *topping*, mezclar con yogur, fruta, etc.

GRANOLA SIN GLUTEN

al gusto

- 500 g de copos avena sin gluten
- 75 g de nueces
- 25 g de pistachos
- 75 g de anacardos
- 25 g de almendras
- 25 g de bayas de goji
- 50 g de pasas
- 25 g de lascas de coco
- Ralladura de naranja, limón, lima, jengibre, canela y nuez moscada

Ponemos los frutos secos un poco picados con la avena, las especias y las ralladuras, y mezclamos bien en un cuenco.

Lo ponemos todo en una bandeja con papel para horno. Horneamos a 160 ˚C durante unos 10 minutos y vamos controlando que no se queme.

Por último, incorporamos en crudo las pasas y las bayas de goji, para darle dulzor.

TIPS
Podemos prescindir de cualquiera de los frutos secos o ingredientes, eso no va a variar el sabor.

Podemos utilizar copos de avena con gluten, si lo preferimos.

PORRIDGE DE AVENA Y CHOCOLATE (¡LISTO!)

2-4 raciones

- 2 cucharadas de avellanas bien picadas
- ½ taza de copos de avena finos
- 2 cucharadas de semillas de chía
- 1 taza de bebida vegetal o leche entera
- 1 cucharadita de canela en polvo
- 1 cucharada de cacao en polvo
- 1 cucharadita de extracto de vainilla
- 6 dátiles picados o 12 pasas

DAIRY FREE

Mezclamos todos los ingredientes en un túper o tarro de cristal, removemos bien para que la avena y la chía absorban bien los líquidos, tapamos y a la nevera.

Si nos queda con poco líquido porque hemos añadido mucha parte seca, agregaremos poco a poco más leche o bebida vegetal hasta conseguir que todo quede uniforme.

En un par de horas, o mejor aún, de la noche a la mañana siguiente, lo tendremos listo para comer.

TIPS
No es ni un porridge, ni un pudín de chía, pero sí una forma muy rápida y sencilla de preparar un rico desayuno.

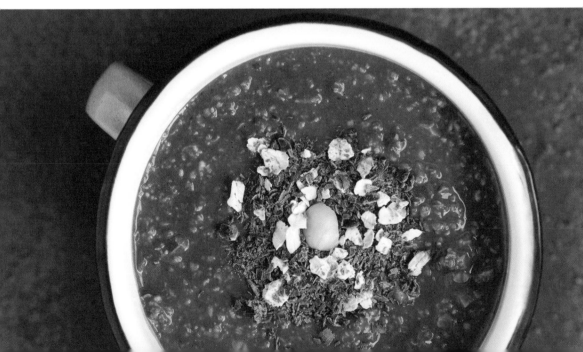

PORRIDGE PERFECTO

2 raciones

- 400 ml de agua, leche o bebida vegetal
- 60 g de copos de avena finos con o sin gluten
- El acompañamiento que más te guste

Es mucho más fácil de lo que parece y, además, podemos guardarlo en la nevera perfectamente durante 2-3 días

Ponemos a hervir el agua, la leche o la bebida vegetal.

Cuando empiece a hervir, añadimos los copos de avena y removemos a fuego lento. En el momento en que el líquido se haya consumido y quede como una papilla, lo tapamos y lo dejamos reposar.

Lo mejor es que podemos combinarlo como en las recetas que vienen justo después, de mil maneras infinitas o la que más nos guste o les guste a los peques de la casa.

Podemos ponerle canela, jengibre, cúrcuma, cacao, cáscara de naranja, cáscara de limón o algunas frutas, frutos secos o semillas, ya sean frescas o cocinadas, como una compota de manzana, plátano, fresa, almendras, anacardos, nueces, semillas, cremas de frutos secos, fruta seca como pasas, dátiles, etc.

PORRIDGE DE AVENA Y NARANJA (¡LISTO!)

2-4 raciones

- 2 cucharadas de almendras en láminas
- 4 cucharadas de lascas de coco (opcional)
- ½ taza de copos de avena finos
- 4 cucharadas de yogur griego
- ½ taza de bebida vegetal o leche
- La piel rallada de ½ naranja
- El zumo de ½ naranja
- Una pizca de sal

En una sartén, tostamos las almendras, los copos de avena y las lascas de coco a fuego medio.

Una vez que lo tenemos listo, lo ponemos en un táper o tarro de cristal, añadimos el resto de los ingredientes, mezclamos bien e introducimos en la nevera como mínimo 2 horas, aunque lo mejor es de un día para otro.

Y listo, lo tendremos ya preparado para comer.

TIPS
Podemos utilizar copos de avena sin gluten, añadir un poco de canela en polvo, utilizar otro fruto seco, una pizca de vainilla... Como ves, tiene muchas posibilidades.

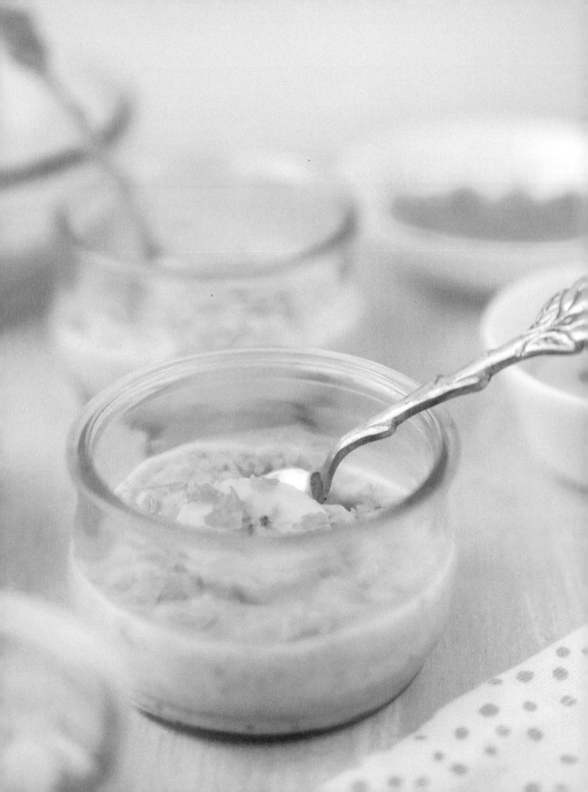

REVUELTO DE PARMESANO Y HOJAS VERDES

2-4 raciones

- 4-6 huevos camperos o eco
- 3 cucharadas de AOVE
- 1 cucharada de perejil picado o cebollino
- Queso parmesano rallado al gusto
- Un puñado de rúcula, berros o canónigos
- Sal
- Pan integral

GLUTEN FREE

Mientras dejamos que una sartén con aceite de oliva se caliente al fuego, batimos los huevos hasta que los tengamos bien montados y los sazonamos.

Añadimos los huevos, mezclamos bien con una espátula y, cuando estén a medio cuajar, les agregamos el queso parmesano y el perejil o cebollino.

Pasamos a un plato, acompañamos de una rebanada de un buen pan integral, con la rúcula aliñada por encima, un chorrito de aceite de oliva y una pieza de fruta.

Tendremos un desayuno completo y superrápido.

TIPS
Podemos utilizar otro tipo de queso que nos guste más y que podamos rallar.

A los huevos les irían genial unos champiñones salteados.

TOSTADAS FRANCESAS

4 raciones

- 1 huevo campero o eco
- ¾ de taza de bebida vegetal (avena, soja, almendra…)
- 1 cucharada de vainilla
- Canela
- 1 rebanada gruesa de pan por persona
- 2 cucharadas de mantequilla
- Frutas cortadas, para acompañar

Colocamos en un recipiente el huevo, la bebida vegetal, la vainilla y media cucharadita de canela, y lo trituramos bien con la ayuda de un tenedor.

En una sartén, derretimos una cucharada de mantequilla a fuego medio. Una vez derretida, pasamos una rebanada de pan por la mezcla y la colocamos en la sartén. Cocinamos hasta que esté ligeramente dorada (aproximadamente 2 minutos) y le damos la vuelta con cuidado.

Retiramos del fuego y repetimos el procedimiento hasta acabar con el resto de las rebanadas de pan. Espolvoreamos con canela y las servimos acompañadas de fruta fresca troceada.

TOSTADA DE AGUACATE Y MANTEQUILLA DE ANACARDOS

2 raciones

- 2 rebanadas de pan integral
- 1 cucharada de mantequilla de anacardos (*véase* p. 153)
- 1 cucharadita de comino en polvo
- 1 aguacate laminado
- 1 huevo revuelto
- Zumo de lima
- Brotes tiernos
- AOVE
- Sal

Tostamos el pan, untamos con la mantequilla de anacardos, laminamos el aguacate, rociamos con aceite de oliva, el comino en polvo y un poco de zumo de lima. Serviremos con un huevo revuelto encima.

TIPS
Podemos usar los brotes que más gusten en casa o incluso algunas hojas verdes.

TOSTADA DE CREMA DE CACAHUETE Y PLÁTANO

2 raciones

- 2 rebanadas de pan integral
- 2 cucharadas de mantequilla de cacahuete
- 1 plátano
- 1 cucharadita de canela en polvo
- 1 cucharada de trocitos de chocolate puro
- AOVE

Tostamos el pan, untamos con la mantequilla de cacahuete, laminamos el plátano y lo pasamos por la sartén un poco con unas gotas de aceite, para que suelte su sabor y sus azúcares.

Lo repartimos por encima de la tostada y espolvoreamos con la canela y el chocolate.

¡Y listo! Una rica tostada dulce para desayunar.

TIPS
Podemos usar cualquier mantequilla de frutos secos que nos apetezca o que nos guste más.

A medio día

Los vegetales (las frutas pueden formar parte de algunas recetas o postres, pero no es necesario que estén presentes porque serán protagonistas de meriendas y desayunos) son el grupo de alimentos que debemos incluir en todas las comidas.

La comida y la cena son los dos momentos del día en los que mayor oportunidad tendremos de consumir y ofrecer vegetales de formas distintas: crudos, al vapor, salteados, en cremas, etc. Aprovecharemos para animar a los pequeños a disfrutarlos y contribuiremos así a prevenir futuras enfermedades.

BECHAMEL VEGANA DE ESPINACAS Y PASAS

al gusto

Para la bechamel:
- ½ l de bebida vegetal
- 55 g de harina de avena o trigo integral
- 60 g de AOVE
- 1 cucharadita de nuez moscada
- Sal
- Pimienta

Para las espinacas:
- 1 kg de espinacas
- 2 dientes de ajo
- 1 cebolla picada
- 1 puerro
- 100 g de pasas
- Perejil y pasas (opcional)

Para la bechamel, ponemos a calentar en un cazo el aceite de oliva y añadimos la cebolla, el puerro y el ajo bien picado, hasta hacer un sofrito muy ligero.

Agregamos la harina mezclando bien y salpimentamos. Incorporamos la bebida vegetal caliente y removemos. Cuando empiece a espesar, le echamos la nuez moscada y bajamos al mínimo el fuego. La bechamel tiene que estar ligera; si está demasiado espesa, le añadimos un poco más de bebida vegetal.

Agregamos a la bechamel las espinacas y las pasas, y lo cocinamos durante unos 7 minutos a fuego lento.

Una vez terminado, rectificamos de sal, nuez moscada y podemos añadirle un poco de perejil picado y unas pasas crudas.

TIPS
Puedes acompañarlo de crackers de trigo sarraceno, palitos de verduras frescas, un buen pan integral, picos integrales o simplemente usarlo como salsa en una rica ensalada.

BROCHETAS DE SALMÓN CON SALSA DE YOGUR DE SOJA Y PEPINO

4 raciones

- 1 kilo de salmón
- 4 palos de brocheta
- 2 yogures de soja naturales (o de vaca griegos)
- Zumo de 1 limón
- Comino en polvo
- Perejil fresco
- 1 pepino rallado
- AOVE
- Sal

Utilizaremos un cuenco para la salsa y una sartén para cocinar el salmón. Montamos las brochetas cortando el salmón en cubos de 2 × 2 cm para que puedan cocinarse bien.

Para hacer la salsa no tendremos más que poner los yogures en un cuenco, añadir el zumo de limón, el aceite de oliva, la sal, el comino, el perejil picado y el pepino rallado. Una salsa muy sencilla de hacer pero que da mucha frescura y sabor a todos los pescados.

Para terminar el plato, podemos cocinar las brochetas a la plancha o al horno, servirlas con la salsa, un chorrito de aceite de oliva y perejil fresco por encima.

TIPS
Para hacer el plato más completo, podríamos hervir un brócoli al vapor o en agua, aliñarlo y servirlo junto con la salsa y las brochetas.

CREMA DE JENGIBRE Y ZANAHORIA

2-4 raciones

- 2 cucharadas de AOVE
- 1 cebolla en juliana
- 1 puerro en juliana
- 2 ajos picados
- 2 cucharaditas de jengibre fresco picado
- 500 g de zanahorias cortadas
- 2 patatas cortadas
- 3 tazas de caldo o agua mineral
- Sal y pimienta
- 1 cucharada de garam masala
- 1 cucharada de comino

Calentamos el aceite de oliva en una olla, añadimos el ajo picado y, cuando empiece a dorarse, incorporamos el jengibre, la cebolla, el puerro y lo pochamos todo a fuego medio.

Añadimos las especias, la sal, la pimienta, las zanahorias, las patatas y el caldo o agua.

Cocemos hasta que estén tiernas a fuego medio, viendo si tiene mucha agua o por el contrario necesita un poco más.

Trituramos con un robot o una batidora, pasamos por un colador y listo. Tendremos una rica y reconstituyente crema de zanahorias y jengibre.

TIPS
El garam masala y el comino le aportan ese toque oriental que la hace especial.

BURRITO BOWL

2-3 raciones

- ½ taza de arroz integral cocido
- 2 tazas de lechuga romana troceada
- ½ taza de alubias rojas escurridas
- ½ pimiento verde picado
- ¼ de taza de maíz en granos
- ½ aguacate en rebanadas
- Zumo de ½ limón
- Sal y pimienta al gusto

Disponemos la lechuga como base en un cuenco. Se colocan los demás ingredientes encima.

Agregamos el zumo de limón y salpimentamos al gusto.

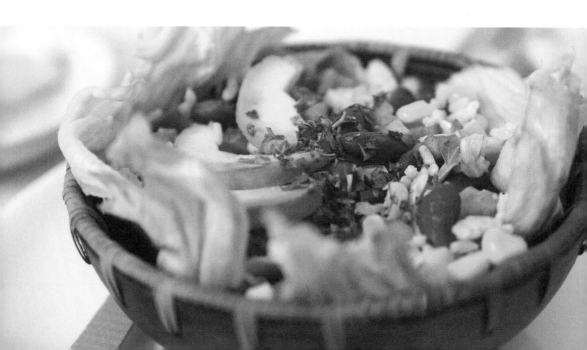

CANOAS DE CALABACÍN RELLENAS

4 raciones

- 2 calabacínes
- 1 tomate
- ½ diente de ajo
- ½ cebolla pequeña
- Queso rallado (opcional)
- AOVE
- Una pizca de sal y especias (pimienta, orégano opcional)
- Cereales opcionales: arroz, mijo, quinoa

Lavamos el calabacín, lo cortamos por la mitad y lo ponemos 5 minutos al vapor o hasta que se ablande un poco. Con ayuda de una cuchara, separamos la piel, que serán nuestras canoas, del relleno, que cortaremos en cubitos y dejaremos en un plato aparte.

Pelamos el tomate y lo cortamos, y también la cebolla. La sofreímos con un poco de aceite de oliva, le agregamos el ajo machacado seguido por el tomate y el relleno del calabacín que hemos reservado antes. Dejamos que reduzca y sazonamos.

Rellenamos las canoas con la mezcla de verduras (a la que se le puede agregar algún cereal, como mijo cocido), las espolvoreamos con queso (opcional) y las horneamos durante 15 minutos a 180 °C. Servimos templadas.

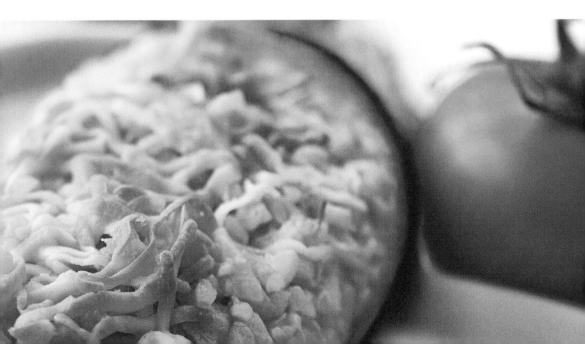

CURRY DE GARBANZOS Y COLIFLOR

8-10 raciones

- AOVE
- 2 cucharadas de curry en polvo o pasta de curry rojo
- 1 cucharadita de jengibre fresco rallado
- 1 cebolla cortada en cubitos
- 4 dientes de ajo
- 1 pimiento rojo cortado en cubitos
- 420 ml de leche de coco
- 450 g de garbanzos cocidos
- 450 g de tomate troceado
- 1 coliflor troceada
- ¼ de taza de cilantro cortado
- Sal y pimienta al gusto

Calentamos el aceite de oliva a fuego medio y agregamos el curry. Cocinamos hasta que el aceite se haya derretido y el curry desprenda su aroma.

Agregamos el jengibre, la cebolla, el ajo y el pimiento, y lo cocinamos hasta que los vegetales estén tiernos, durante unos 5 minutos, aproximadamente.

Incorporamos la leche de coco, los garbanzos, el tomate troceado y la coliflor, y lo llevamos a ebullición. Bajamos el fuego y dejamos que se cocine a fuego medio-bajo, hasta que la coliflor esté tierna y la salsa se espese, durante unos 10 minutos.

Por último, añadimos el cilantro y salpimentamos.

TIPS
Al utilizar garbanzos de bote, acortamos mucho los tiempos de cocción.

Podemos usar pasta de curry verde o curry en polvo.

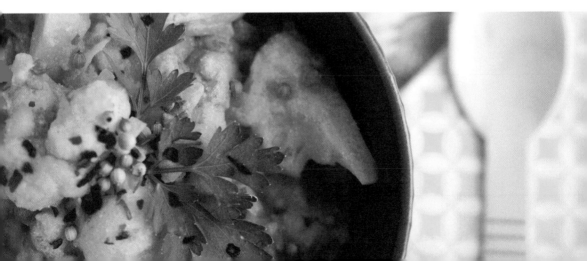

PESTO DE PISTACHOS

6-8 raciones

- 4 cucharadas de pistachos
- 2 cucharadas de almendras
- 1 manojo de albahaca
- AOVE al gusto
- 1 ajo
- Sal y pimienta
- Zumo de 1 limón

Ponemos todos los ingredientes en un robot de cocina y trituramos hasta que nos quede una pasta crujiente, con los trocitos del fruto seco, el verde de la albahaca y mucho mucho sabor.

TIPS
Podemos hacerlo con anacardos, avellanas, cacahuetes, cilantro... todo vale.

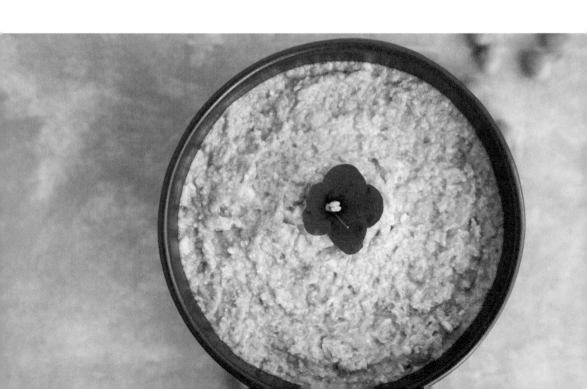

GUISO DE COLIFLOR
#movimientocoliflor

4 raciones

- 1 cebolla picada
- 4 puerros picados
- 3 dientes de ajo picados
- 1 pimiento verde
- 2 coliflores en arbolitos
- 4 patatas en cuartos
- Caldo de verduras
- 4 huevos duros
- Perejil
- 1 limón
- AOVE
- Sal
- Pimienta

Hacemos un sofrito con el aceite de oliva, la cebolla, el puerro, los ajos y el pimiento. Una vez que haya tomado color, le añadimos la coliflor y seguimos sofriendo hasta que esté un poco dorada.

Cuando lo tengamos listo, le añadimos la patata, un caldo de verduras que hayamos hecho o comprado y lo ponemos todo a cocer hasta que la patata esté tierna.

Mientras tanto, coceremos los huevos durante 11 minutos para dejarlos listos y añadirlos al final.

Una vez que esté todo cocido, haremos la salsa verde. Para eso, cogeremos un manojo de hojas de perejil, un cazo del guiso de coliflor, el zumo de un limón, un diente de ajo, sal, un chorrito de aceite de oliva y lo trituraremos hasta obtener una crema verde, del perejil.

Lo añadimos al guiso, dejamos que cueza 2 o 3 minutos o más y, mientras tanto, pelamos y cortamos en cuartos los huevos. Rectificamos de sal y pimienta.

Apagamos el fuego; nos habrá quedado un guiso cremoso y suave. Incorporamos los huevos, un chorrito de aceite de oliva en crudo por encima y perejil picado.

Una rica forma de comer coliflor en un guiso cuando se acerca el frío.

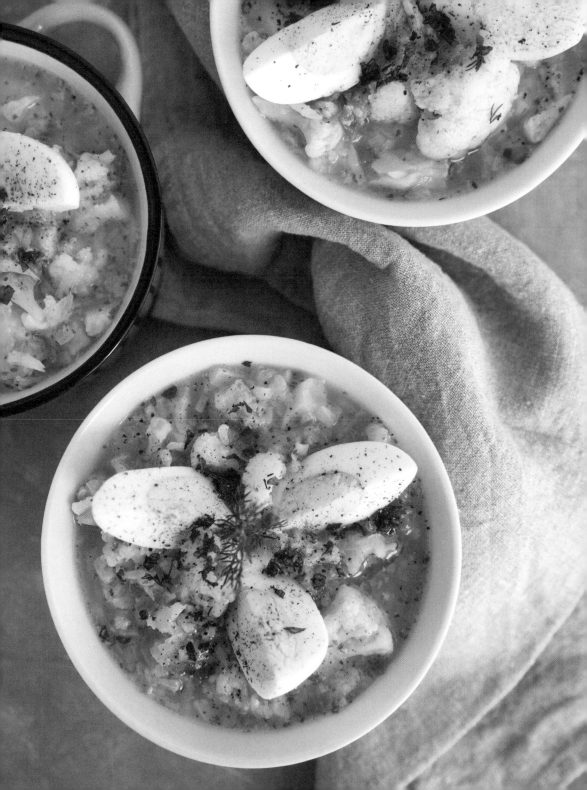

GUISO DE TERNERA

4-6 raciones

- 400 g de ternera para guisar cortada en cubos
- 3 cucharadas de AOVE
- 300 g de zanahorias
- 1 rama de apio
- 3 patatas
- 1 cebolla
- 4 dientes de ajo
- 800 g de tomate triturado
- 1 l de agua
- 2 cucharadas de perejil fresco
- Sal y pimienta

En primer lugar, doramos la ternera en una olla con un poco de aceite de oliva; solo queremos dorarla por fuera, por dentro debe quedar ligeramente cruda.

Una vez dorada, la retiramos y añadimos en la olla los ajos picados bien finos junto con la cebolla, la zanahoria y el apio en rodajas.

Rehogamos a fuego suave hasta que esté hecho. Podemos agregar un chorrito de aceite si es necesario.

Una vez que las verduras estén cocinadas, incorporamos el tomate triturado y dejamos que reduzca.

A continuación, agregamos el agua y la carne de ternera, y la dejamos cocer durante 40 minutos en olla exprés o 2 horas en olla tradicional.

Por último, añadimos las patatas chascadas cuando la carne esté casi cocinada y tierna, y las dejamos cocinar durante 30 minutos aproximadamente en olla tradicional.

Rectificamos de sal y pimienta, y aromatizamos con un poco de perejil fresco picado.

DHAL DE LENTEJAS ROJAS Y BRÓCOLI

4 raciones

- 300 g lentejas rojas
- 1 cebolla
- 2 ajos
- ½ jengibre
- ½ pimiento rojo
- 1 apio
- 3 tomates
- 2 brócolis pequeños
- 1 manojo de acelgas
- 1 bote de leche de coco
- Caldo de verduras
- Curry
- AOVE
- Sal
- Arroz basmati

Picamos el ajo y la cebolla para sofreírlos en una sartén con un chorro de aceite de oliva. Una vez que la cebolla comienza a hacerse, añadimos el jengibre, pelado y picado, el pimiento rojo y el apio.

Cuando las verduras estén listas, agregamos el tomate cortado en dados y dejamos sofreír durante unos minutos. Con el tomate bien reducido, incorporamos el caldo de verduras y la leche de coco, especias al gusto y una pizca de sal.

Cuando el caldo empiece a hervir, incorporamos las lentejas rojas y las dejamos cocer 15 minutos más o menos; agregamos el brócoli y las acelgas hasta que se forme un guiso espeso.

Pasados unos 20 minutos, ponemos las lentejas a punto de sal y las acompañamos del arroz basmati como guarnición.

TIPS
Un huevo revuelto o unas sardinas le irían genial.

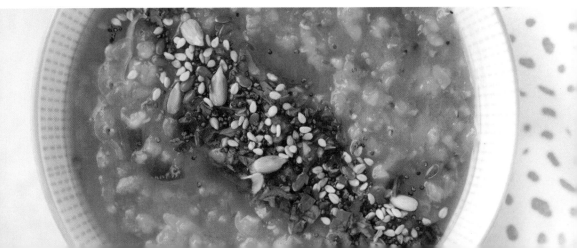

PENNE CON BOLOÑESA DE SOJA

4 raciones

- 1 cucharada de AOVE
- ½ cebolla picada
- 2 dientes de ajo triturados
- ½ pimiento rojo picado
- ½ calabacín picado
- 2 puñados de soja texturizada fina
- ½ cucharadita de tomillo seco
- ½ cucharadita de orégano seco
- Una pizca de pimienta negra molida
- Una pizca de comino molido
- Una pizca de pimentón dulce
- 1 cucharadita de sal yodada (en mayores de 12 meses)
- 400 g aproximados de tomate frito (mejor si puede ser pelado natural)
- 1 cucharada de caldo de verduras (opcional, para dar más ligereza a la salsa)

Rehogamos en el aceite el ajo, la cebolla, el pimiento y el calabacín durante unos 5 minutos a fuego medio.

Añadimos la sal, las especias y la soja texturizada. Dejamos unos minutos al fuego,

Agregamos el tomate y el caldo de verduras, y dejamos que se cocine durante unos 10 minutos a fuego lento.

Ajustamos de sal y especias.

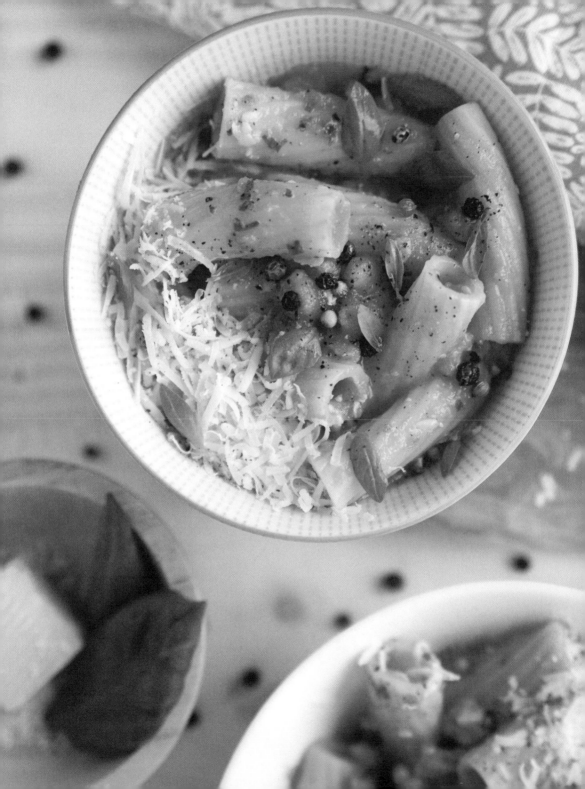

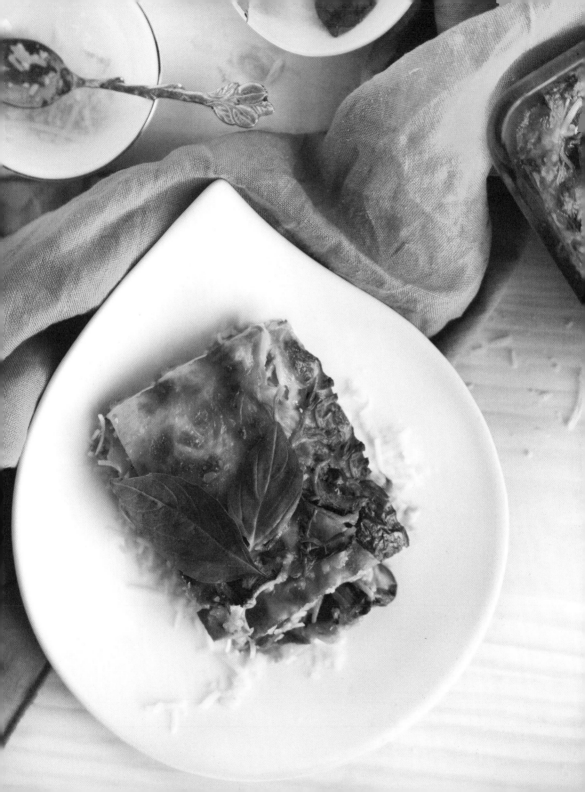

LASAÑA DE BERENJENA CON TERNERA

4 raciones

- 2 cebollas picadas
- 2 zanahorias picadas
- 2 ajos picados
- 1 pimiento rojo picado
- 150 g de champiñones picados
- AOVE
- 2 cucharaditas de orégano
- 800 g de carne de ternera picada
- 400 g de tomate pelado picado
- Un puñado de albahaca
- 100 g de parmesano
- 200 g de mozzarella
- 3 berenjenas en láminas

Precalentamos el horno a 220 °C. En una sartén, cocinamos con aceite de oliva la cebolla, el ajo y el orégano hasta que nos queden bien pochados.

Añadimos el resto de las verduras y las cocinamos hasta que nos queden doradas.

Mezclamos la carne picada con las verduras y vamos deshaciéndola poco a poco mientras se cocina, para que nos quede suelta y ligera. Esperamos a que esté bien cocinada y escurrimos un poco el exceso de grasa que pueda haber.

Incorporamos los tomates, la albahaca y, más o menos, un vaso de agua, y dejamos cocer, alrededor de 1 hora, a fuego medio.

En una bandeja para el horno ponemos una capa de berenjenas, otra de la salsa con las verduras y la carne, y espolvoreamos con el queso.

Repetimos este proceso hasta que nos quedemos sin salsa y sin berenjenas.

Lo introducimos en el horno y, al cabo de 25-30 minutos, tendremos una lasaña de berenjena sin pasta y muy muy sabrosa.

TIPS
Podemos hacer la lasaña con carne de pollo, mixta o incluso con soja texturizada.

FIDEOS MELOSOS CON SALMÓN Y GUISANTES

2 raciones

- 300 g de fideos gordos
- 200 g de salmón fresco cortado a dados
- 1 l aproximadamente de caldo de pescado
- 1 pimiento rojo
- 1 cebolla
- 1 diente de ajo
- 2 tomates frescos rallados
- 100 g de guisantes
- Sal
- AOVE

Ponemos el aceite de oliva a calentar y hacemos un sofrito con el ajo, la cebolla y el pimiento rojo bien picados. Añadimos una pizca de sal y dejamos a fuego lento mientras se pocha lentamente. Una vez que lo tenemos listo, agregamos el tomate rallado, lo mezclamos todo bien y seguimos haciendo el sofrito.

Incorporamos los guisantes y, en el momento de echar los fideos, los sofreimos muy poco, mezclándolos con el resto de los ingredientes.

Ponemos el caldo de pescado, rectificamos de sal y lo dejamos los primeros 5 minutos a fuego fuerte y luego 10-12 minutos a fuego lento. Cuando falten 5 minutos, añadimos el salmón cortado en dados de 1 centímetro y terminamos de cocer.

Para que quede meloso, que no se te acabe el caldo del todo, pero que tampoco quede caldoso.

El truco está en que, una vez apagado el fuego, se deje reposar unos minutos para que se asienten bien todos los sabores.

TIPS
Podríamos hacerla con otra verdura como la coliflor, unas judías verdes o incluso un pescado blanco como la merluza o el rape.

Una buena ensalada de primero y tendremos una comida muy completa.

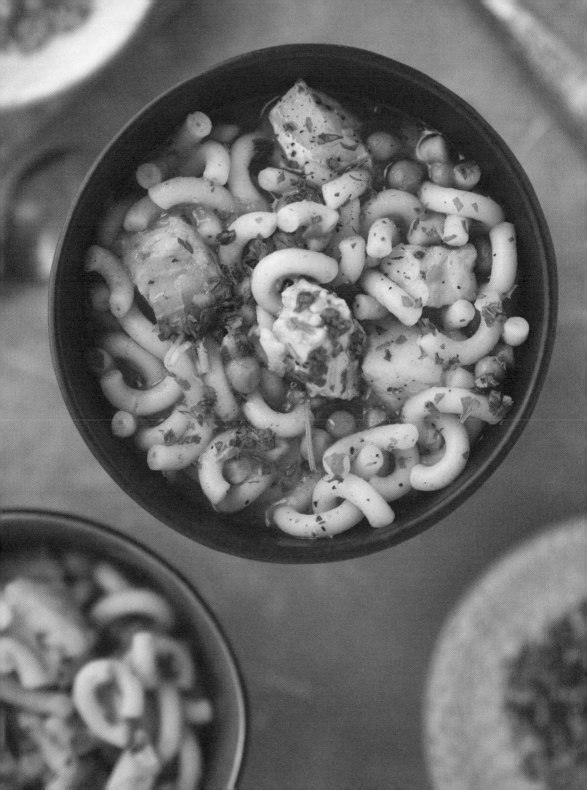

PESTO DE GUISANTES

4 raciones

Para el pesto:

- 200 g de guisantes
- 2 hojas de menta
- 1 diente de ajo
- Aceite
- Pistachos
- Sal y pimienta
- Comino

Pondremos a cocer los guisantes, sin que queden demasiado blandos. Una vez listos, los enfriaremos rápido en un cuenco con hielo, para que no pierdan el color.

Cuando estén fríos, mezclaremos los guisantes en un vaso batidor junto con el resto de los ingredientes y trituraremos hasta obtener una textura suave, añadiendo aceite o agua si fuera necesario. Rectificamos de sal, ¡y listo!

TIPS

Guarda siempre un poco del agua de la cocción para aligerar el pesto en caso de que quede un poco seco; así la pasta estará más jugosa.

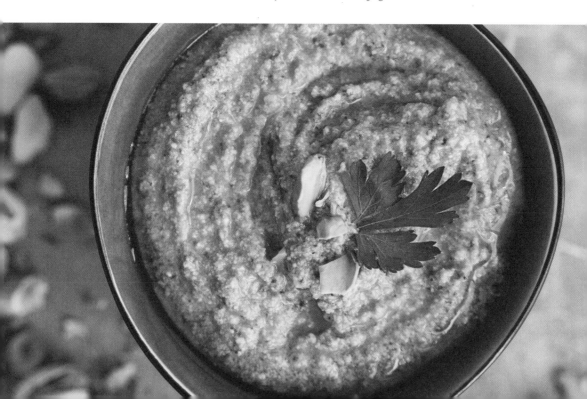

FALAFEL AL HORNO CON QUINOA

15 raciones

- 1 cebolla pequeña picada
- 3 dientes de ajo picados
- 2 tazas de garbanzos cocidos
- ½ taza de maíz cocido
- 2 cucharaditas de comino
- AOVE
- 1 taza de quinoa cocida
- 1 cucharadita de pimentón dulce
- Sal y pimienta
- Zumo de 1 limón

Precalentamos el horno a 180 °C. En una picadora o robot de cocina, picamos la cebolla, el ajo, añadimos los garbanzos, el maíz, un chorrito de aceite de oliva, las especias, el limón y salpimentamos.

Esa masa la pasamos a un cuenco, le incorporamos la quinoa y mezclamos bien hasta que podamos trabajarla con las manos, darle forma de bolas y aplastarlas.

Ponemos las bolas en una bandeja con papel para horno y las horneamos durante 5-8 minutos por cada lado, hasta que nos queden doradas. Las acompañamos de la salsa que más nos guste.

TIPS
Podemos conservarlas en la nevera durante 3-4 días. También es posible congelarlas y hacerlas directamente en el horno durante unos 20 minutos a 180 °C.

Acompáñalas de una rica salsa de yogur, una buena ensalada y un plato de sopa, y tendrás una comida muy completa.

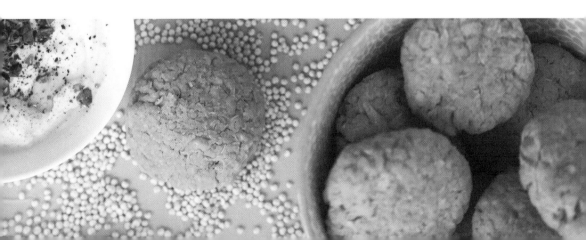

TORTITAS DE AGUACATE Y GUISANTES

4-6 tortitas

- 500 g de guisantes
- Un puñado de espinacas baby
- ½ aguacate maduro
- 140 g de harina de avena
- 2 huevos
- 1 cucharada de AOVE
- Comino
- Sal

Escaldamos las espinacas baby y los guisantes en agua hirviendo durante 3-4 minutos. Pasado este tiempo, los ponemos en un cuenco con agua fría y hielos para que se conserve bien el verde de la clorofila.

Añadimos los guisantes, las espinacas, el aguacate, la harina de avena, los huevos, el aceite y el comino en la batidora o el robot de cocina. Trituramos.

Rectificamos la masa obtenida de sal y de especias.

Con las manos, formamos una especie de tortitas de más o menos 1 cm de grosor y las ponemos con suavidad en una sartén caliente con una pizca de aceite de oliva.

Bajamos el fuego y las doramos suavemente por ambos lados, con cuidado de que no se rompan al darles la vuelta.

TIPS
Podemos servirlas para que nos queden más ricas con una salsa de yogur casera especiada y una ensalada.

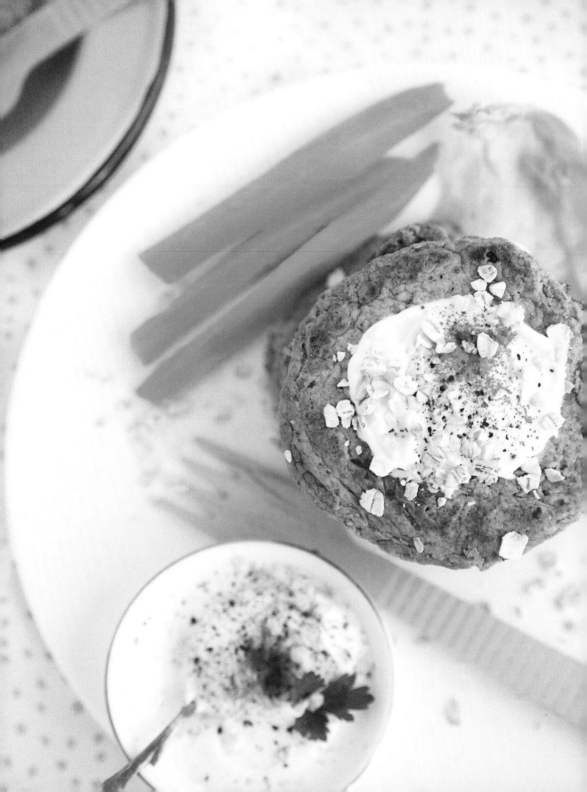

HAMBURGUESA DE BONIATO

6-8 raciones

- 2 boniatos cortados en trocitos
- 1 cebolla pequeña picada
- 1 diente de ajo picado
- 2 tazas de alubias pintas o garbanzos cocidos
- 2 cucharadas de comino
- AOVE
- 1 taza de arroz integral cocido
- 1 cucharada de pimentón dulce
- 1 cucharada de mostaza (opcional)
- Sal y pimienta

Para la salsa:
- Veganesa (*véase* p. 149)
- Cebollino picado
- Ralladura de 1 limón

Para el montaje:
- Tomate
- Lechuga
- Brotes verdes

Precalentamos el horno y cocinamos el boniato a 180 °C durante unos 25-30 minutos, hasta que esté tierno.

En una sartén con aceite de oliva, rehogamos la cebolla, el ajo, añadimos las alubias, el comino, el pimentón, el arroz, la mostaza y salpimentamos.

Le damos unas vueltas en la sartén y, con un robot, trituramos un poco, sin pasarnos, hasta que nos quede una textura que se pueda trabajar, pero con trozos y textura del arroz, sin ser un puré.

Ponemos a calentar una sartén con aceite de oliva, damos a la masa forma de hamburguesas y las freímos unos minutos por cada lado, hasta que estén doradas.

Una vez terminado, las tendremos listas para comer.

TIPS
Podemos conservarlas en la nevera durante 3-4 días. O congelarlas crudas y hacerlas directamente en el horno unos 20 minutos a 180 °C.

Podemos rebozarlas en semillas de sésamo para darles un toque más crujiente.

Montamos la hamburguesa en un buen pan, con unas hojas de lechuga, tomate en rodajas, unos brotes verdes y nuestra veganesa con cebollino.

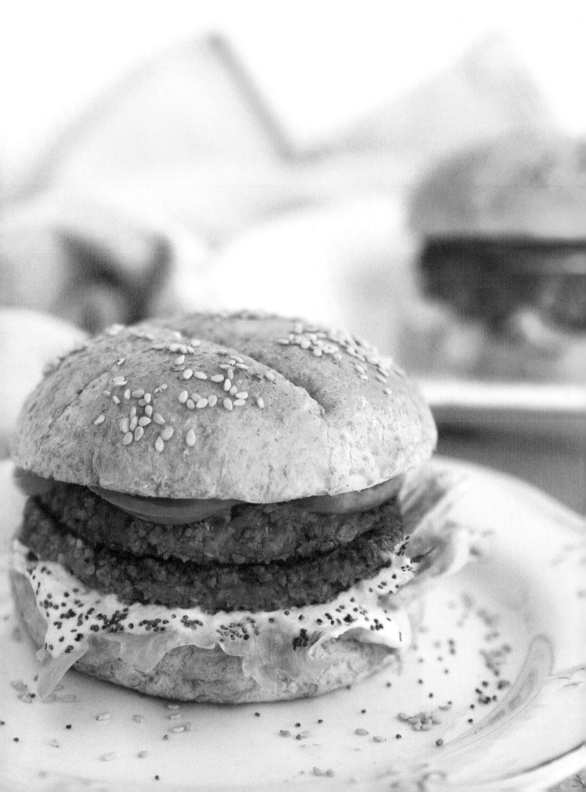

Al anochecer

La cena es la comida del día que se ve más afectada por el acelerado ritmo de vida que solemos llevar. Llega la hora de cenar y, al no contar con un plan para la cena, recurrimos a opciones de última hora nada saludables.

¿Qué alimentos deberíamos incluir en las cenas? Los vegetales no pueden faltar: frescos (en ensaladas) o cocidos (al vapor, salteados o en cremas). Como mínimo tiene que haber al menos un vegetal en la mesa.

Proteínas vegetales o animales: si los niños han comido proteínas de origen animal en la comida, conviene priorizar las proteínas vegetales en la cena. Se tiende a sobreestimar las necesidades proteicas y es habitual ofrecer a los peques muchas más proteínas, sobre todo de origen animal, de las que necesitan, lo cual podría predisponerlos al sobrepeso.

En cualquier caso, es aconsejable aprovechar esta comida para incrementar el consumo semanal de legumbres y disfrutar de sus beneficios, como, por ejemplo, un mayor aporte de fibra.

CREMA DE CALABAZA Y PERA

4 raciones

- 1 calabaza cacahuete
- 1 calabacín
- 2 patatas
- 1 cebolla
- ½ puerro
- Una pizca de curry en polvo
- Una pizca de cúrcuma
- 2 peras
- 1 vaso de leche de coco
- 1 ajo
- Aceite de oliva

En este tipo de cremas no me complico. Hacemos un sofrito con el aceite de oliva, la cebolla, el puerro y el ajo, y añadimos las peras.

Cortamos todas las verduras en trozos grandes, los ponemos en una olla con un poquito de aceite de oliva en crudo, la sal, el curry, la cúrcuma y lo cubrimos de agua. ¡Ya estará listo para cocer! Lo dejaremos alrededor de 25-30 minutos a fuego medio y solo nos queda añadir la leche de coco cuando esté listo. Entonces podremos triturar.

¡Una rica crema de calabaza!

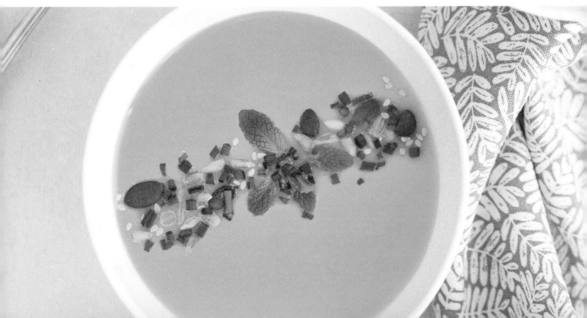

CROQUETAS DE VERDURAS Y POLLO

10-12 croquetas

- 200 g de puré de patata
- 100 g de pechuga de pollo cocida y desmechada
- 2 cebollas picadas
- 1 zanahoria cocida
- 1 cucharadita de hojas de tomillo fresco
- 50 g de queso cheddar
- 2 cucharadas de AOVE
- Sal y nuez moscada

Para el rebozado:
- 3 cucharadas de harina
- 1-2 huevos batidos
- 30 g de panko o pan rallado

Muy muy sencilla: ponemos en un cuenco el puré, el pollo, la cebolla, la zanahoria, el tomillo, el queso, el aceite de oliva, la sal y la nuez moscada; lo mezclamos bien y le damos forma de croquetas.

Por otro lado, preparamos el huevo en un cuenco, la harina en otro y en un tercero el pan, y así podemos pasar primero la croqueta ya boleada por la harina, el huevo y el pan, en este orden.

Una vez listo, tenemos dos maneras de cocinarlas:

La primera es fritas en una sartén con aceite de oliva, hasta que nos queden bien doradas por fuera, sin miedo del interior, ya que todo está ya cocinado.

La segunda es congelarlas (aguantarán a la perfección un par de meses) y ponerlas directamente en el horno precalentado a 180 ˚C durante unos 15-20 minutos.

TIPS
Podemos hacerlas veganas sustituyendo el pollo por, por ejemplo, un poco de tofu picado o soja texturizada.

Acompáñalas de una buena ensalada o unos guisantes salteados para tener un plato completo.

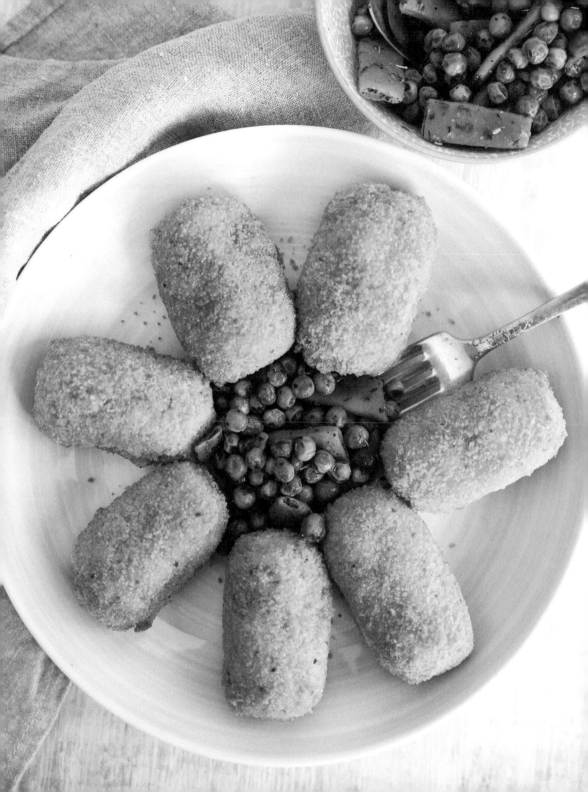

ENSALADA DE MANZANA, AGUACATE Y POLLO

4 raciones

- 2 manzanas
- 2 aguacates
- Zumo de 1 limón
- 250 g de pechuga de pollo cocida o a la plancha
- 300 g de hojas verdes
- AOVE
- Zumo de 1 naranja
- Comino
- Sal y pimienta

Cortamos las manzanas en juliana y las reservamos en un cuenco con agua fría con hielo (esto es opcional, solo si queremos que tengan un toque crujiente) mientras preparamos la ensalada.

Cortamos los aguacates en tiras, les añadimos el zumo de limón y los ponemos sobre la manzana, para que no se oxide y se vea bonito.

Repartimos la hoja verde por encima y el pollo picado a cuchillo o desmenuzado con las manos. Salpimentamos, añadimos un buen chorro de aceite de oliva, una pizca de comino y el zumo de naranja.

Ya tenemos lista una ensalada superrápida y completa para una noche de verano.

ACOMPAÑAMIENTO
Si es una noche de verano o ya empieza el calor, acompáñala de un gazpacho de primero y será una cena perfecta.

FALAFEL DE LENTEJAS

4 raciones

- 400 g de lentejas cocidas y lavadas
- Un puñado de perejil fresco
- 1 ajo
- ½ cebolla
- Un puñado de cilantro
- Comino
- 1 cucharadita de pimentón dulce
- 2 cucharadas de yogur griego o de soja
- Sal y pimienta

Mientras precalentamos el horno a 200 °C, ponemos las lentejas, el cilantro, el perejil, el ajo, la cebolla, el comino, el pimentón, la sal, la pimienta y el yogur en un procesador de alimentos y trituramos poco a poco, de manera que no quede una pasta y que la mezcla tenga textura.

Sazonamos al gusto. Hacemos bolitas, les damos forma de falafel y las repartimos en una bandeja de horno con papel sulfurizado.

Horneamos 10-20 minutos, según el tamaño, y les damos la vuelta para que se hagan bien por los dos lados.

ACOMPAÑAMIENTO
Podemos acompañarlos con una ensalada de cuscús con verduras asadas.

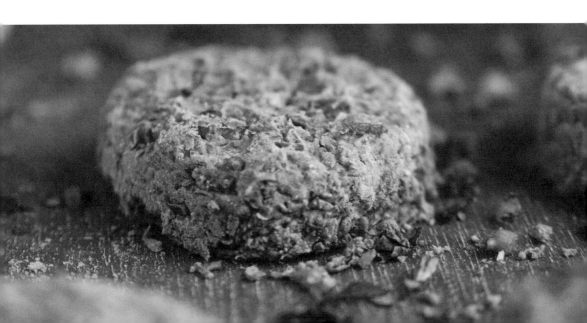

HAMBURGUESAS DE CHAMPIÑONES Y CALABACÍN

. . . .

6-8 hamburguesas

- 2 zanahorias asadas
- 1 colinabo asado
- 1 calabacín pequeño asado
- 60 g de champiñones crudos
- 1 cucharada de orégano seco
- 1 diente de ajo picado fino
- 1 huevo
- Sal y pimienta
- 1 cucharada de mantequilla de anacardos (*véase* p. 153)
- 1 cucharadita de salsa de soja o tamari
- 150 g de pan rallado integral
- 2 cucharadas de AOVE

Cortamos fina la zanahoria y el calabacín, que tenemos asados previamente de otro día que hayamos hecho verduras asadas.

Los mezclamos con el resto de los ingredientes en crudo, salvo el huevo, y con unos 100 g del pan rallado; el resto del pan lo reservaremos para rebozar por fuera.

Cuando tengamos la masa hecha, le damos forma de hamburguesas, ponemos en un cuenco el huevo, las pasamos por él y luego por el resto del pan rallado.

En una sartén con aceite de oliva, las cocinaremos a fuego medio hasta que nos queden bien doradas y uniformes.

Otra manera de cocinarlas es congelarlas e introducirlas durante 20-25 minutos en el horno precalentado a 180 °C.

TIPS
Podemos hacerlas sin huevo si utilizamos 1 cucharada sopera de semillas de chía en remojo con un poco de agua.

Podemos acompañarlas de una rica ensalada o de una crema de verduras de primero.

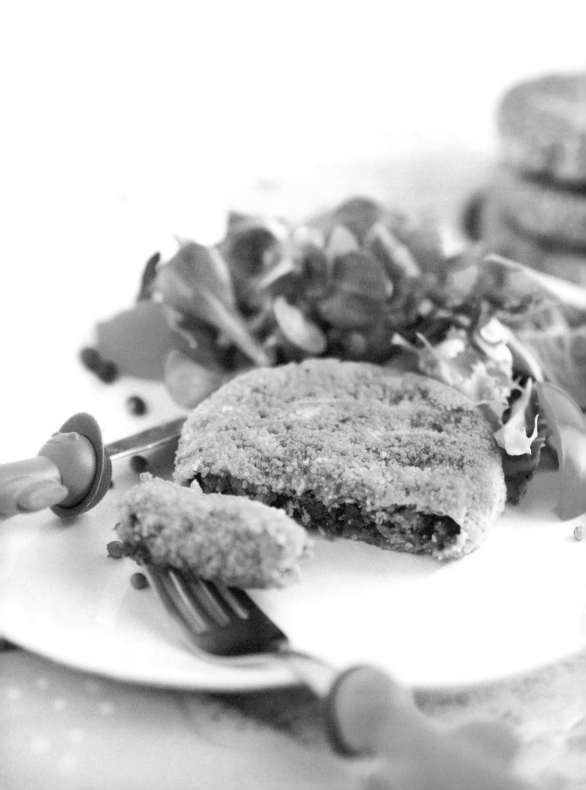

FINGERS DE POLLO Y QUINOA

4 raciones

- 150 g de quinoa
- 1-2 pechugas de pollo, cortadas en tamaño nugget
- 1 rama de perejil picado
- 1 cucharada de pimentón dulce
- AOVE
- Sal y pimienta

Cocemos la quinoa en agua hirviendo con un poco de sal durante unos 14-15 minutos; mientras, precalentamos el horno a 180 ºC.

Cortamos la pechuga de pollo o los cuartos traseros sin hueso en forma de nuggets o fingers.

En un cuenco, ponemos la quinoa, el perejil picado, el aceite, el pimentón, la sal y la pimienta. Rebozamos el pollo, lo colocamos en una bandeja de horno y lo horneamos durante 15-18 minutos, hasta que veamos que está hecho.

Serviremos con veganesa (*véase* la p. 149), una buena mahonesa casera o una salsa de tomate casera.

TIPS
Podemos añadirle un poco de parmesano rallado a la quinoa para darle más sabor.

También podemos hacerlo con tofu.

PATÉ DE CABALLA Y SARDINAS

4-6 raciones

- 250 g de caballas en conserva (en agua o aceite de oliva)
- 50 g de sardinas en conserva
- 70 ml de AOVE
- Zumo de 3 limones
- ½ pepino picado muy fino
- 1 cucharadita de mostaza de Dijon
- Una pizca de pimentón ahumado
- 1 cucharadita de sésamo tostado

En un robot de cocina ponemos la caballa, las sardinas, el aceite de oliva, el jugo de los limones y la mostaza de Dijon.

Mientras trituramos los ingredientes, pelamos el pepino y lo picamos en cubos pequeños, pero que se noten en la boca. Cuando tengamos listo el paté, lo emplatamos y decoramos con el pimentón ahumado y las semillas de sésamo.

Servimos con unas crudités de zanahoria y pepino o unos crackers.

 GLUTEN FREE DAIRY FREE

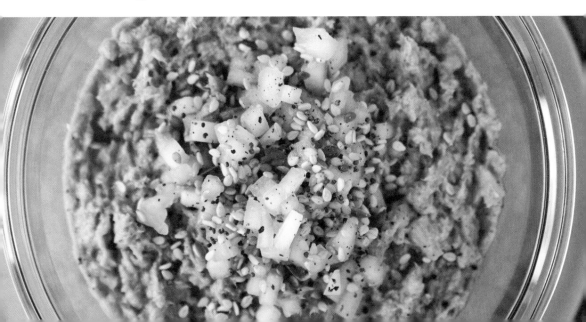

CREMA DE BRÓCOLI Y SÉSAMO

2-4 raciones

- 1 brócoli
- 2 cebollas
- 1 puerro
- 2 patatas
- Un puñado de pipas de calabaza
- 1 cucharada de sésamo tostado
- Tomillo fresco
- Aceite de oliva
- Sal
- Agua mineral o caldo casero

Para el sofrito de picada, echamos en un cazo un poco de aceite de oliva y cortamos en juliana las dos cebollas y el puerro.

Cuando el sofrito tome color, será el momento de añadir el brócoli y las dos patatas, peladas y troceadas. Lo pondremos a rehogar todo junto a fuego lento.

Después, agregaremos un poco de tomillo fresco, las pipas de calabaza, el sésamo y una pizca de sal. Lo cubrimos todo con agua mineral o con caldo casero y dejamos que el preparado cueza unos 25 minutos, hasta que la patata y el brócoli queden tiernos.

Rectificaremos de sal y, por último, trituraremos con la batidora o el robot de cocina, colaremos la crema para conseguir una textura más sedosa y ¡listo!

TIPS
Podemos hacerla también de calabacín o de coliflor.

Es un primer plato perfecto que puede estar acompañado de un segundo, ya sea de huevo, pescado, legumbres, carne, etc.

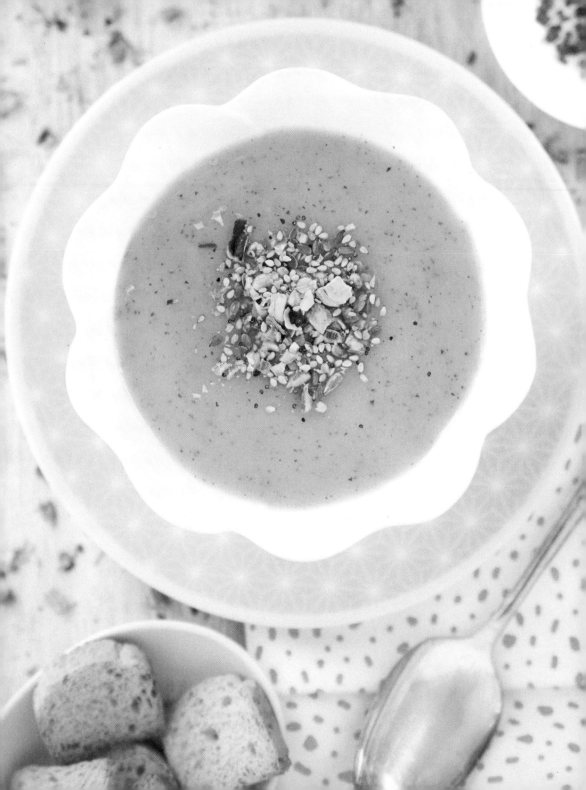

MASA DE PIZZA DE BONIATO

4 raciones

- 1 boniato
- 2 huevos
- 1 taza de queso emmental
- 1 cucharadita de nuez moscada
- 1 cucharadita de sal
- 1 cucharadita de pimentón dulce

Lavamos el boniato y lo cortamos en trocitos pequeños.

Lo metemos en una picadora y lo picamos hasta obtener una textura como la del arroz. Una vez que lo tengamos, lo introducimos en el micro durante unos 6-7 minutos, aproximadamente, y lo cocinamos.

Una vez cocinado, lo mezclamos con los huevos, el queso y las especias hasta obtener una masa homogénea a la que le daremos forma de pizza.

La ponemos en una placa de horno, le damos forma y la horneamos durante unos 20 minutos a 180 ˚C. Después, la rellenamos al gusto y la hornearemos durante unos 10 minutos más.

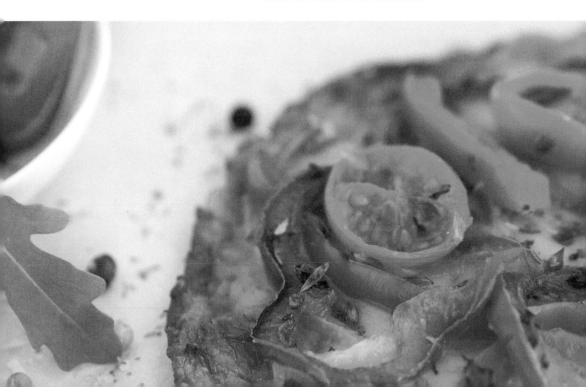

PASTEL DE MERLUZA

4 raciones

- 1 calabacin
- ½ cebolla
- 1 ajo
- ¼ de pimiento verde
- 2 huevos
- 2 patatas
- 200 g de merluza limpia
- Sal
- Agua
- Pimienta
- Eneldo fresco picado
- AOVE

Pelamos las patatas y las hervimos en un cazo con agua y sal hasta que estén cocinadas.

En una sartén con un poco de aceite de oliva, hacemos un sofrito con la cebolla, el pimiento y el ajo, añadimos un poco de sal, pimienta, eneldo fresco y los filetes de merluza, ligeramente desmenuzados.

En un cuenco, acabamos de desmenuzar la merluza y las patatas, y lo salpimentamos al gusto. Le añadimos los huevos batidos y un poco de agua de la cocción de las patatas en caso de que fuera necesario, y el resto del eneldo picado.

Con la ayuda de un pelador, hacemos tiras de calabacín y forramos con ellas nuestro molde para plum cake.

Encima ponemos nuestra pasta de pescado, huevo y patata, y cerramos las tiras de calabacín.

Horneamos a 180 ˚C durante unos 10-12 minutos, hasta que el huevo haya cuajado.

TIPS
Una rica ensalada, una crema, un tomate a cuartos o algo de fruta de postre le va genial a este pastel.

PITA DE TEMPEH

2 raciones

- 1 lechuga fresca o cogollo
- 1 tomate natural
- 1 cebollita tierna
- Veganesa o tofunesa
- Pepinillos encurtidos
- 200 g de tempeh de garbanzos
- 2 panes de pita

Cortamos todos los ingredientes en rodajas finas para rellenar el bocadillo. Cortamos las pitas por la mitad. Cortamos el tempeh y preparamos la tofunesa o veganesa, y lo dejamos todo listo.

En el momento de cenar o comer, montamos nuestros bocadillos mientras hacemos el tempeh a la plancha y lo dejamos bien dorado y jugoso. Rellenamos nuestra pita y comemos al momento.

ACOMPAÑAMIENTO
Una cena con pan de pita, diferente y muy rápida de preparar, en la que puede participar toda la familia.

FRITTATA DE VERDURAS

2-4 raciones

- 100 g de arbolitos de brócoli
- 3 ajitos tiernos en juliana
- 4 huevos camperos o eco
- 1 cucharada de leche
- 2 cucharadas de guisantes
- AOVE
- 50 g de queso parmesano
- Sal y pimienta

GLUTEN FREE

Primero cocemos el brócoli en agua hirviendo con un poco de sal durante unos 5 minutos.

Usaremos una sartén que podamos meter en el horno, que habremos precalentado a 180 ˚C.

Añadimos un chorrito de aceite de oliva, cocinamos a fuego medio el ajo tierno y los guisantes y, cuando estén listos, agregamos los huevos bien batidos con el poquito de leche, que le dará más jugosidad.

Dejamos que cuaje durante unos 5 minutos, incorporamos el queso parmesano rallado por encima y lo acabamos en el horno durante otros 5 minutos más.

TIPS
Podemos utilizar las verduras que más nos gusten; por ejemplo, podríamos haberla hecho de tomatitos cherry, cebolla y zanahorias, o incluso de patata y cebolla al horno.

Sería un buen plato único de cena o un segundo de comida. Podemos tomarnos una rica crema de verduras de primero. Servirlas como desayuno o como brunch acompañadas de una ensalada de tomates cherry y hojas verdes.

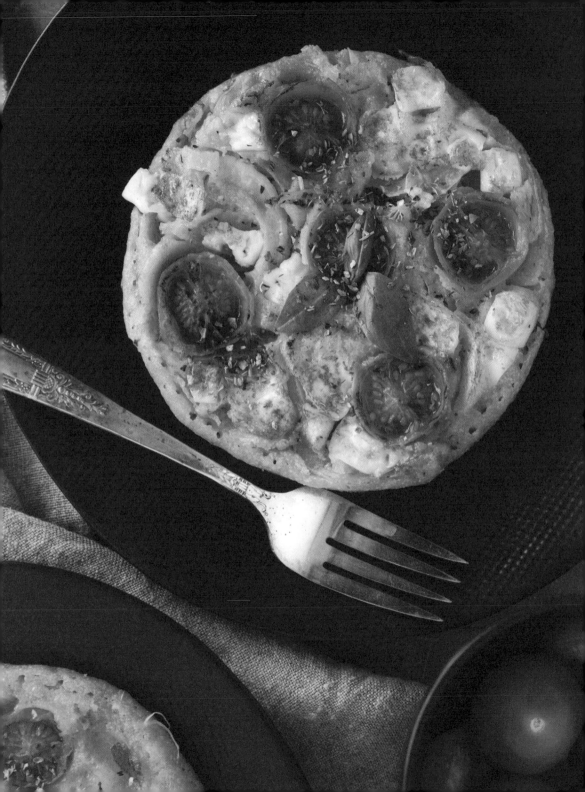

PIZZAS DE SOCCA O HARINA DE GARBANZOS

4 raciones

- 2 tazas de harina de garbanzos
- 2 tazas de agua o caldo
- 2 cucharadas de AOVE
- Sal y pimienta
- Ingredientes al gusto

Hacer la masa es muy sencillo: batimos la harina de garbanzos con el agua y el aceite de oliva hasta que nos quede una masa cremosa y densa. La probamos y le añadimos una pizca de sal.

Cocinarla también es muy sencillo. Precalentamos una sartén a fuego medio, le añadimos un poco de aceite y, cuando esté caliente, vertemos un cazo de la masa como si de una crep o una tortita se tratase.

La doramos unos minutos por un lado, añadimos los ingredientes que nos apetezcan encima, como por ejemplo cebolla en juliana, un poco de mozzarella y unos tomates cherry, y le damos la vuelta.

Terminamos de cocinar por el otro lado y, cuando esté bien cuajada, la tendremos lista.

TIPS
Podemos hacerlas con todos los ingredientes que se nos ocurran, pero siempre teniendo en cuenta que tienen que estar cortados muy finos o estar ya precocinados, ya que el tiempo de cocción en la plancha es muy corto.

Son unas tortitas, pizzas o crepes muy muy divertidas y fáciles de hacer.

TORTITAS DE MAÍZ Y ACEITUNAS

10-12 tortitas

- 175 g de harina de avena
- 1 cucharadita de levadura o bicarbonato
- 2 huevos
- 150 ml de leche o bebida de avena
- 75 g de queso fresco
- 1 cucharada de tomate frito
- 100 g de maíz
- 1 cebolla picada
- 10-12 aceitunas picadas
- AOVE
- Sal y pimienta

En un cuenco mezclamos bien los huevos, ligeramente montados, con la harina, la levadura y la bebida vegetal.

Añadimos el resto de los ingredientes, menos el aceite, y lo mezclamos hasta tener una masa uniforme.

En una sartén añadimos el aceite de oliva y, a fuego medio, cocinamos una cucharada de la masa durante unos 2-3 minutos por cada lado o hasta que veamos que está bien cuajada.

Repetimos esto hasta que terminemos con toda la masa.

TIPS

La masa de estas tortitas nos aguanta un par de días en la nevera en crudo, 3-4 días cocinada, pero podemos congelarlas una vez que las tengamos listas.

Podemos hacerlas sin huevo si utilizamos harina de garbanzos y un poco más de bebida vegetal.

Servirlas como desayuno o como brunch acompañadas de una ensalada de tomates cherry y hojas verdes.

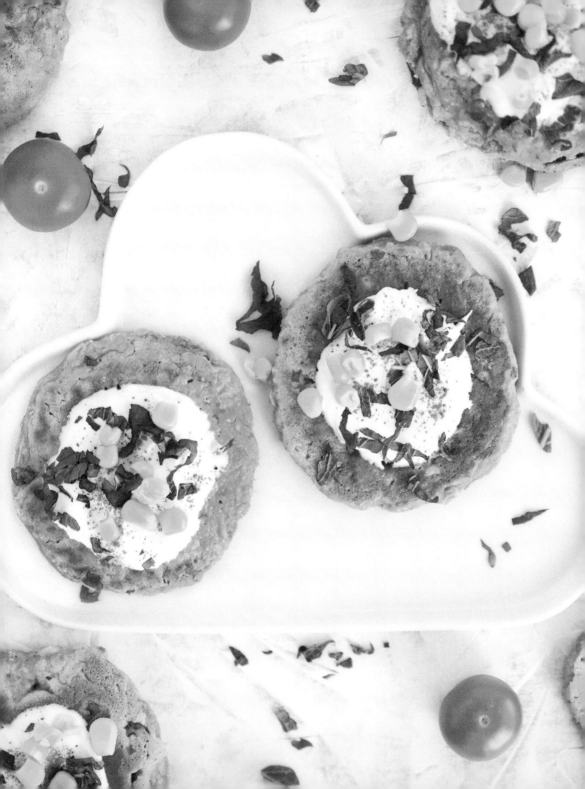

BONIATO ROJO CON SALSA DE MAÍZ Y AGUACATE

4 raciones

- 2 boniatos cortados en trocitos
- 2 cucharadas de AOVE
- 1 cucharada de hierbas frescas al gusto
- Sal y pimienta

Para la salsa:
- 100 g de maíz dulce
- ½ pimiento rojo picado
- 1 cebolla picada
- 10 tomates cherry
- 2 cucharadas de AOVE
- Unas hojitas de perejil
- Sal
- 1 aguacate

Precalentamos el horno a 180 °C y mientras, en un cuenco, mezclamos bien con las manos el boniato bien untado con el resto de los ingredientes. También podemos dejar que se encarguen de ello los peques.

Lo metemos en el horno en una bandeja y lo cocinamos durante unos 20-25 minutos o hasta que veamos que está tierno, y reservamos.

La salsa es muy sencilla; no tenemos más que meterlo todo, excepto el aguacate, en un procesador de alimentos y triturarlo hasta que nos quede más o menos picado, pero sin que sea una salsa-salsa, así podremos mezclarlo bien con el aguacate, que aplastaremos con un tenedor.

En un plato o en un cuenco, servimos el boniato templado, en trocitos, con 1 o 2 cucharadas de la salsa de maíz y aguacate.

TIPS
Si sustituimos el maíz por guisantes también nos quedará muy rica.

Acompáñalos con un buen puñado de rúcula aliñada encima o la hoja verde que más te guste.

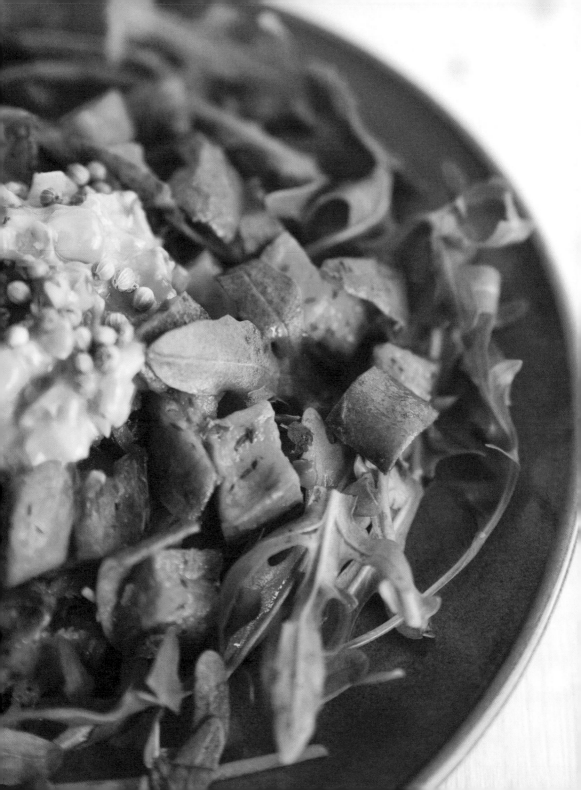

NUGGETS DE POLLO CASEROS

4 raciones

· 2 pechugas de pollo

· 2 huevos

· Una pizca de sal

· Una pizca de pimienta

· Harina integral

· Panko o pan rallado

· Bolsas de congelado

· Aceite de oliva para freir

DAIRY FREE

Cortamos el pollo en tiras y salpimentamos. Metemos en una bolsa el pollo, en otra los huevos y en otra el panko.

Añadimos la harina en la bolsa del pollo y mezclamos bien. Retiramos el exceso de harina, pasamos el pollo a la bolsa con los huevos y volvemos a mezclar. Retiramos el exceso de huevo, pasamos el pollo a la bolsa con el panko y agitamos bien.

En una sartén, freimos el pollo hasta que tome color mientras hacemos una ensalada, un salteado de verduras o un rico puré de verduras como acompañamiento.

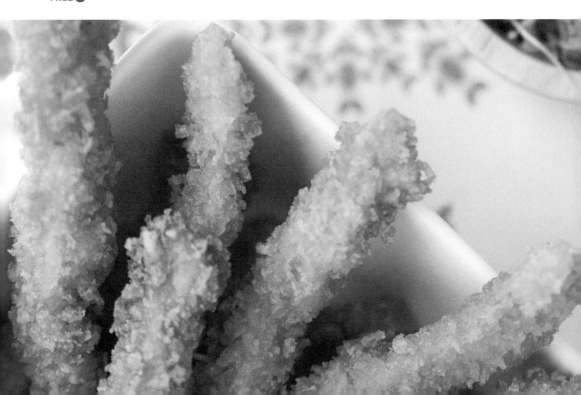

PATATAS AL HORNO «ROSTI»

4 raciones

- 5 patatas
- 2 dientes de ajo
- 1 cebolla
- Tomillo fresco
- Romero fresco
- Comino
- Sal y pimienta
- AOVE
- Pimentón

Precalentamos el horno a 180 °C.

Pelamos y cortamos las patatas en trozos grandes. En una olla, introducimos las patatas durante 8-10 minutos, que no lleguen a estar cocidas del todo.

Por otro lado, picamos la cebolla, el ajo y deshojamos las hierbas frescas. En una sartén con bastante aceite, hacemos un sofrito rápido con la cebolla, el ajo, las hierbas, la sal, la pimienta y el comino, con cuidado de que no se nos queme. Una vez listo, lo pasamos por el colador y reservamos el aceite y el sofrito por separado.

Colamos las patatas una vez listas, las ponemos sobre una bandeja de horno, con papel si hiciera falta. Después, le echamos por encima el aceite que hemos colado del sofrito y las introducimos en el horno durante 15-25 minutos; dependerá del horno, de la patata y de nuestro gusto.

Cuando la patata esté dorada y crujiente por fuera, la sacamos, le echamos el sofrito colado por encima y las removemos bien. Las probamos de sal y espolvoreamos un poco de pimentón por encima.

TIPS
Cualquier proteína le va bien: un trozo de salmón, un revuelto de champiñones, un trocito de pollo, una hamburguesa vegetal o un tofu a la plancha.

POLENTA CREMOSA CON LENGUADO

4 raciones

- 1 taza de polenta instantánea
- 2 cucharadas de AOVE
- 50 g de queso rallado parmesano
- 3 tazas de agua o caldo
- Sal
- 8 lomos de lenguado
- 1 limón

En un cazo mediano ponemos a hervir las 3 tazas de agua o de caldo y, mientras, preparamos y limpiamos los lomos de lenguado.

Una vez que hierve, añadimos la polenta, la mezclamos bien, la cocinamos durante unos minutos, añadimos el aceite de oliva y el parmesano, y la reservamos.

En una sartén o al vapor, cocinamos el lenguado, salpimentamos y terminamos con un chorrito de limón.

Tendremos la cena lista con un poquito de polenta, el lenguado y unas hojas de rúcula, hojas verdes o cualquier otra verdura, como un calabacín salteado.

TIPS

Puedes cocinar la polenta sin parmesano, añadirle unas hierbas frescas para darle sabor o incluso usar cualquier otro tipo de pescado.

SUFLÉ DE QUESO, NUECES Y ESPINACAS

4-6 raciones

- 400 g de espinacas
- AOVE
- 1 ajo picado
- 35 g de harina integral
- 250 ml de leche entera
- 180 g de queso de cabra
- 4 huevos camperos o ecológicos
- Un puñado de nueces picadas
- Sal y pimienta
- Cebollino picado

GLUTEN FREE

Precalentamos el horno a 180 °C y preparamos 6 moldes de suflé untados en aceite, para que no se nos pegue mucho.

Salteamos las espinacas en una sartén, hasta que estén tiernas. Retiramos el agua que sueltan y las picamos bien.

Haremos una bechamel ligera calentando aceite en una olla, añadiendo el ajo picado, la harina hasta que esté tostada para que pierda su sabor y, por último, la leche, sin dejar de remover, hasta que espese.

Desmenuzamos el queso de cabra en la bechamel, añadimos las espinacas, las nueces picadas y las yemas de huevo, salpimentamos y añadimos el cebollino picado. Mezclamos bien y reservamos.

Montamos las claras a punto de nieve con un batidor, incorporamos la mezcla anterior con cuidado, la repartimos en los moldes dando unos pequeños golpes para que se asiente bien y horneamos unos 15-20 minutos, hasta que el suflé haya subido.

Sacamos del horno, dejamos reposar durante 5 minutos y servimos caliente.

TIPS
Una receta de segundo plato que puede ser un plato único para una cena ligera o ir acompañado de una crema de verduras de primero.

Finger Foods, una merienda diferente

¿Cuál es la mejor merienda? Sin duda, las frutas enteras: son rápidas, sencillas, saludables y nutritivas.

Las meriendas escolares pueden ser una buena oportunidad para ofrecer frutas o verduras. Pese a esto, suelen desaprovecharse y en su lugar se proponen productos procesados y ricos en azúcares que favorecen la aparición del sobrepeso infantil.

Preparar galletas en casa es tan sencillo como mezclar copos de avena con plátano o manzana o con crema de cacahuete, o también es posible preparar bizcochos de zanahoria o de calabaza, chips de boniato… Hay muchas opciones, sin duda, más saludables.

Los niños deberían consumir todos los días cinco raciones de frutas y hortalizas.

FOCACCIA

4-6 raciones

- 700 g de harina de espelta
- 350 g de agua
- 40 g de AOVE
- 100 g de levadura de panadero
- 15 g de sal
- Orégano

Precalentamos el horno a 210 ˚C.

En un cuenco, mezclamos la harina, la sal y la levadura desmenuzada, con precaución de que no caiga directamente sobre la sal. Añadimos el agua y el aceite. Amasamos hasta obtener una masa de textura fina y suave.

Dejamos que fermente durante 30 minutos en un cuenco tapado con un paño húmedo.

Formamos la focaccia con cuidado de no desgasificarla y la dejamos reposar de nuevo durante otros 15 minutos. Espolvoreamos con un poco de orégano y horneamos durante 20 minutos aproximadamente. Sacamos del horno y cortamos en porciones.

TIPS
Podemos añadir la hierba aromática que más nos guste para variar el sabor.

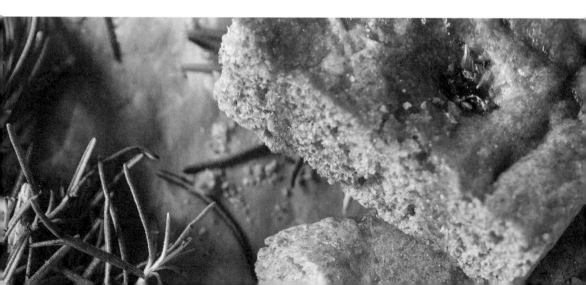

MUFFINS DE QUINOA, GUISANTES Y ALBAHACA

4 raciones

- 2 tazas de quinoa
- 4 huevos
- Unas hojas de albahaca
- 1 ajo picado
- ½ cebolla
- ½ taza de guisantes
- Comino
- Sal y pimienta negra
- AOVE

GLUTEN FREE

En una sartén con aceite de oliva colocamos la cebolla y el ajo y lo sofreímos hasta que tomen color y estén pochados, con una pizca de sal.

Por otro lado, cocemos la quinoa y los guisantes, y deshojamos y picamos la albahaca.

Una vez que lo tengamos todo, lo ponemos en un cuenco, añadimos los huevos, condimentamos con pimienta negra y comino u otras especias, si lo deseamos, y mezclamos bien todos los ingredientes.

En moldes para muffins rociados o pincelados con aceite, colocamos por cucharadas la mezcla anterior y llevamos al horno, que habremos precalentado a 180 °C, durante 25 minutos.

Cuando las pinchemos y salgan limpias, estarán listas para comer.

TIPS
Podemos usar cualquier otra verdura, como brócoli, calabacín, espinacas, coliflor...

Haz una cremita de verduras de primero o una ensalada verde y tendrás un plato muy completo.

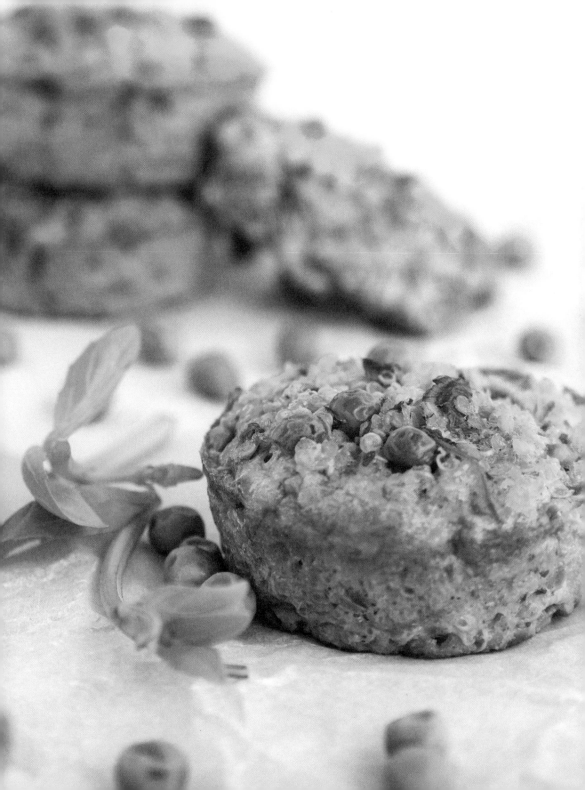

QUESTO VEGETAL A LAS FINAS HIERBAS

4-6 raciones

- 1 taza de anacardos
- Aceite de oliva
- 1 cucharada de vinagre blanco
- 1 cucharadita de levadura nutricional
- Zumo de limón
- Agua
- Finas hierbas (perejil, romero, tomillo, cebollino, orégano)
- Sal

Ponemos los anacardos a remojo en agua entre 6-8 horas o toda la noche en la nevera, para que al triturarlos queden lo más finos posible.

Introducimos los anacardos en el robot junto con un chorro de aceite de oliva, la sal, la levadura, el vinagre, las hierbas y una pizca de agua.

Trituramos hasta que quede bien fino y lo sacamos del procesador. En caso de que no haya quedado untable, aligerar con agua y un poco de aceite de oliva.

Rectificamos de sal y vinagre, y le añadimos un poco de zumo de limón. Mezclamos en un cuenco con el fin de no recalentar el queso.

TIPS
Puedes hacer el queso más duro modificando la cantidad de agua. El anacardo tiene un sabor muy suave; sácale partido: haz quesos con nueces, tomates secos o lo que se te ocurra.

PATÉ DE PIPAS Y BRÓCOLI

8-10 raciones

- 100 g de pipas de calabaza
- 25 g de pipas de girasol
- 25 g de pistachos
- 4 cucharadas de AOVE
- 1 cucharada de vinagre de manzana
- 1 ajo
- ½ brócoli
- Eneldo fresco
- Agua de la cocción del brócoli
- Sal
- Zumo de lima
- Semillas de sésamo

Pondremos en remojo las pipas y los pistachos pelados en agua fría; mínimo unas 3 horas o incluso desde la noche anterior. Se reblandecerán y serán más fáciles de triturar.

En un cazo, en agua hirviendo con sal, coceremos unas ramas de brócoli durante unos 5 minutos y lo dejaremos enfriar.

Ponemos todos los ingredientes en un robot de cocina y trituramos hasta conseguir una textura fina y untuosa. Si nos quedase muy densa, podríamos aligerarla con el agua de la cocción del brócoli.

Serviremos y acompañaremos con el dip que más nos guste y con un chorrito de lima y semillas de sésamo por encima.

TIPS
Acompáñalo de una rica ensalada verde y un pescado a la plancha.

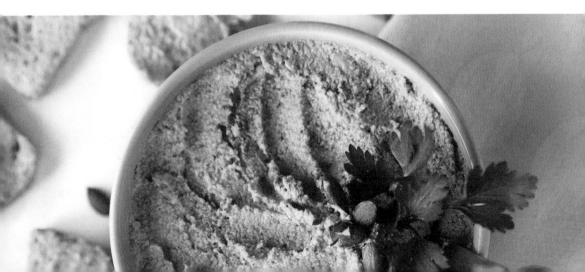

PATÉ DE LENTEJAS

4-6 raciones

- 200 g de lentejas cocidas
- 30 g de nueces
- 1 cucharadita de miso de arroz
- 1 cucharada de aceite de oliva
- Agua de la cocción
- Hierbas aromáticas al gusto (perejil, eneldo, tomillo, cebollino…)

Precalentamos el horno a 180 ˚C.

Tostamos las nueces hasta que tomen un tono dorado y tostado; las retiramos del horno para evitar que se quemen con el calor residual y las reservamos.

Ponemos todos los ingredientes, a excepción de las hierbas y el agua, en el robot y trituramos hasta obtener una pasta.

Añadimos agua de cocción hasta obtener la consistencia deseada e incorporamos las hierbas troceadas.

Por último, servimos con las nueces picadas y un chorro de aceite.

TIPS
Sin duda, un entrante que, acompañado de unos palitos de pimiento rojo y apio, nos aportará todo lo rico de la lenteja, pero para untar.

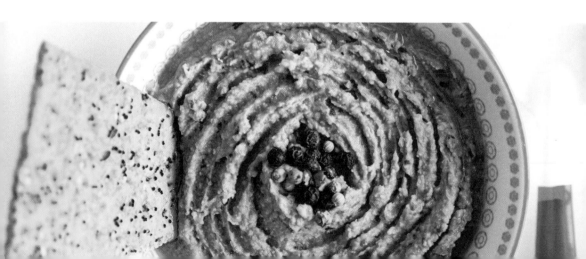

VEGANESA DE SOJA

4-6 raciones

- 1 vaso de AOVE suave
- ⅓ de vaso de bebida de soja
- ½ diente de ajo
- Zumo de ½ limón (también se puede hacer con vinagre)
- Sal
- 1 cucharadita de mostaza (opcional)

Lo ideal es que los ingredientes estén a la misma temperatura y la bebida de soja no esté fría.

Ponemos en un vaso batidor el aceite, la bebida de soja, el ajo, la mostaza, el limón o el vinagre y la sal, colocamos la batidora en el fondo del vaso y batimos a velocidad media hasta que empiece a emulsionar.

Cuando la tengamos, y para que todo se integre bien, podemos hacer movimientos de abajo arriba.

Rectificamos de sal y batimos un poco con movimientos de abajo arriba, hasta que la sal se integre por completo.

TIPS
Si la veganesa está muy densa, añade más bebida de soja, y si está muy líquida, agrega aceite.

HUMMUS DE CALABAZA ASADA Y ORÉGANO

. . . .

al gusto

- 1 taza/340 g, aproximadamente, de garbanzos cocidos
- 100 g de calabaza asada
- Curry
- Comino en polvo
- 2 cucharadas de tahini
- Zumo de ½ limón
- 1 cucharada de orégano seco
- Sal y pimienta
- Nuez moscada
- AOVE

Precalentamos el horno a 185 ˚C. Cortamos la calabaza en trozos pequeños y los ponemos en una bandeja de hornear con sal y pimienta, un poco de curry, comino en polvo y aceite de oliva. Lo horneamos durante unos 25 minutos.

Reservamos algo de calabaza, para decorar, pero el resto lo introducimos en la batidora o robot de cocina, junto con el resto de los ingredientes, para preparar el hummus. Lo procesamos hasta obtener la textura deseada. Se puede añadir un poco de aceite de oliva si se quiere más cremoso.

TIPS
Decoramos con sésamo negro, blanco, orégano seco, trozos de calabaza, pimentón... y aceite de oliva.

Puedes acompañarlo de crackers de trigo sarraceno, palitos de verduras frescas, un buen pan integral, picos integrales o simplemente usarlo como salsa en una rica ensalada.

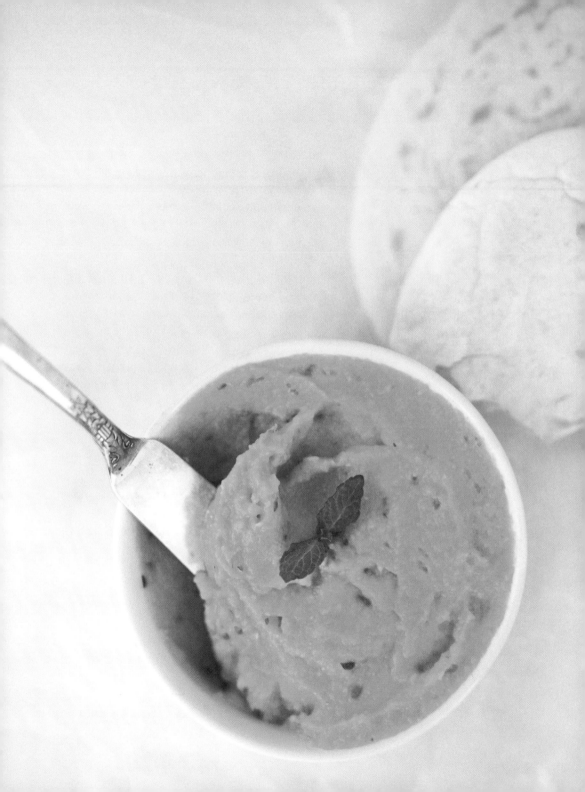

CHIPS DE REMOLACHA Y CHIRIVÍA

2-4 raciones

- AOVE
- 1-2 remolachas peladas
- 1-2 chirivías
- Tomillo fresco
- Sal

Precalentamos el horno a 160 °C y ponemos papel de horno en un par de bandejas.

Para cortar los chips de la mejor forma posible, es necesario usar una mandolina que nos ayude a que nos queden muy finos, pero también podemos usar un pelador.

En un cuenco mezclamos las rodajas o láminas de verduras con aceite de oliva, sal y hojas de tomillo, y hacemos que queden bien untadas.

Las disponemos en las bandejas y horneamos durante unos 10 minutos por un lado, les damos la vuelta y otros 10 minutos más por el otro. Si aun así vemos que no quedan doradas, las dejamos un rato más.

Sacamos del horno y las dejamos enfriar antes de comer.

TIPS
Podemos comerlas solas, con un rico hummus, un guacamole, como un snack, con paté vegetal...

TAPENADE DE ACEITUNAS NEGRAS

2-4 raciones

- 150 g de aceitunas negras sin hueso
- 3-4 anchoas en conserva
- 1 cucharada de alcaparras en vinagre
- 2 dientes de ajo
- Unos tomates secos hidratados
- Pimienta
- Tomillo, orégano, albahaca
- Aceite de oliva
- Zumo de ½ limón

Trituramos en el robot las aceitunas, las alcaparras, las anchoas, los tomates secos y los dientes de ajo.

Una vez hecho, vamos vertiendo en el robot a una velocidad suave el aceite de oliva, para que emulsione.

Una vez listo, lo rectificamos con las hierbas, la pimienta y el zumo de limón.

Lo servimos acompañado de tostadas o en un bocadillo.

TIPS
Combina genial con un queso suave tipo finas hierbas. Se pueden mezclar diferentes tipos de aceitunas: negras, verdes, tipo sosa...

MANTEQUILLA DE ANACARDOS TOSTADOS

2-4 raciones

- 400 g de anacardos crudos sin sal

Precalentamos el horno a 180 °C. Tostamos los anacardos unos 10 minutos removiendo varias veces. Los sacamos y, una vez fríos, trituramos en un procesador de alimentos poco a poco hasta conseguir una textura cremosa y uniforme.

TIPS
Podemos añadirle un poco de sal, hacerla de sabores con especias o con hierbas secas aromáticas. Los anacardos también se pueden poner crudos.

PATÉ DE ANACARDOS Y TOMATES SECOS

4-6 raciones

- 250 g de anacardos crudos
- 125 ml de agua
- 2 limones
- 1 ajo
- 2 cucharadas de levadura nutricional (opcional)
- Sal marina
- 6-7 tomates secos en remojo
- ¼ de cebolla roja
- Orégano
- Aceite de oliva

Ponemos los anacardos en remojo durante 2 horas.

Una vez remojados, introducimos en un robot los anacardos, el agua, el zumo de los limones, el ajo, la levadura y la cebolla y trituramos hasta que la mezcla quede cremosa.

Por otro lado, con una batidora, hacemos una pasta con los tomates secos, el aceite y el orégano, que luego mezclaremos con los anacardos.

Terminaremos espolvoreando un poco de orégano, fresco o seco, por encima.

TIPS
Podemos comerlo con unas tostas de pan, unas crudités o usarlo como salsa para un pescado o para un bocadillo.

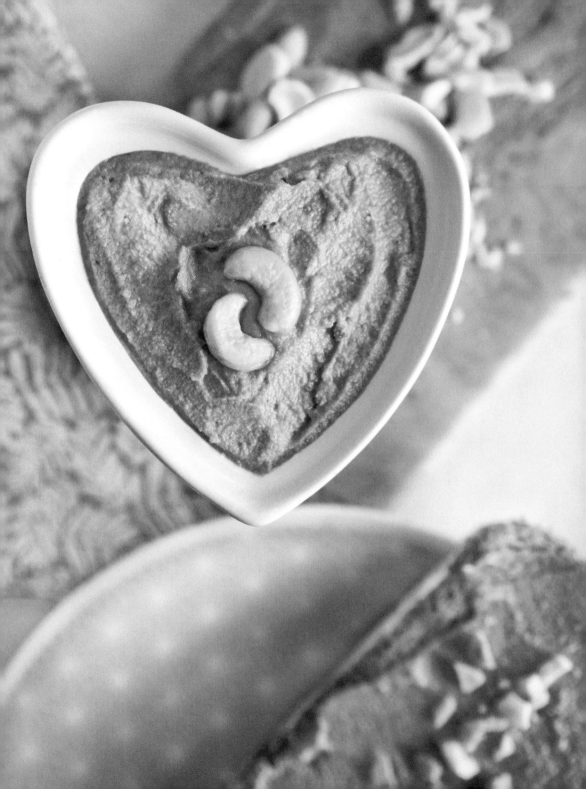

Algo dulce

En la infancia, y más aún en los primeros años, el sabor dulce tiene que proceder del propio alimento —sobre todo de la fruta—, sin añadidos. Cualquier alimento procesado, muy manufacturado, como tantos productos de supermercado destinados al público infantil, altera la percepción del sabor dulce en el paladar, con lo que luego resultará más difícil incluir las frutas en la alimentación.

Pero como de vez en cuando podemos permitirnos una excepción, os dejamos aquí algunas recetas muy sencillas para dar un punto de dulzor a la vida del pequeño de la manera más saludable posible.

BOLITAS DE CHOCOLATE SIN AZÚCAR

12-16 bolas

- 150 g de dátiles picados
- 150 g de anacardos crudos
- 80 g de pasas
- 2 cucharadas de cacao en polvo
- 1 cucharadita de canela
- Piel rallada de 1 naranja (opcional)
- Cacao en polvo y coco rallado para rebozar

Esta receta es muy muy sencilla a la vez que muy rica. No tenemos más que poner todos los ingredientes en un procesador de alimentos y triturar hasta que nos quede una textura que podamos trabajar con las manos. Lo mejor es que unos 10 minutos antes pongamos los anacardos en remojo, pero si se nos olvida no pasa nada.

Daremos a la masa forma de bolitas, rebozaremos unas en cacao y otras en coco, y dejaremos que se enfrien en la nevera.

TIPS
Prueba a añadir trocitos de chocolate puro a la masa.

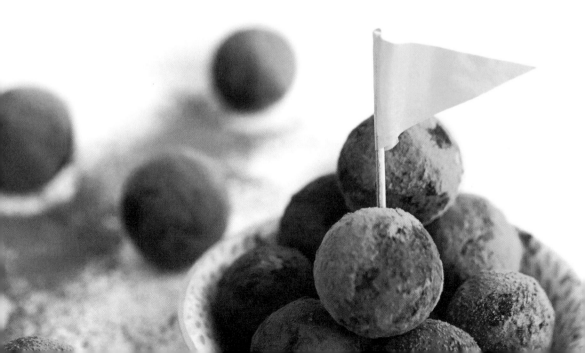

BOLITAS DE COCO Y ZANAHORIA

12-16 bolas

- 100 g de dátiles Medjoul picados
- 100 g de zanahorias en crudo
- 40 g de nueces
- 50 g de pasas
- 1 cucharada de AOVE
- 50 g de copos de avena finos
- 1 cucharada de canela
- Sal
- Coco rallado

Esta receta es muy muy sencilla y muy rica.

Basta con poner todos los ingredientes en un procesador de alimentos y triturar hasta que nos quede una textura que podamos trabajar con las manos.

Le daremos a la masa forma de bolitas, las rebozaremos en coco y dejaremos que se enfríen en la nevera.

TIPS
También podemos hacerlas de calabaza.

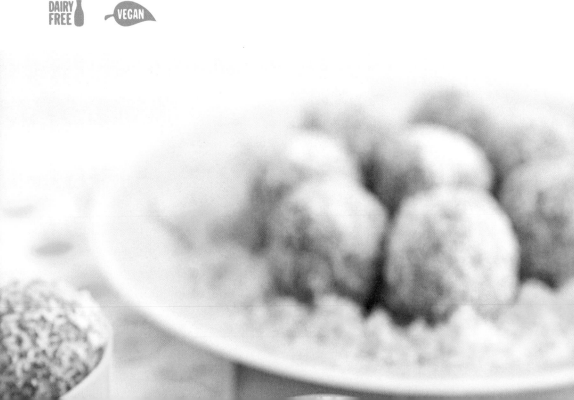

BATIDO DE CHOCOLATE CON AGUACATE

2 raciones

- 1 aguacate maduro
- 2 plátanos
- 2 tazas de bebida de almendras
- 6 dátiles Medjoul sin hueso
- 4 cucharadas de cacao en polvo
- 1 cucharadita de canela

Sacamos la pulpa de los aguacates y la introducimos en el vaso batidor junto con todos los ingredientes sólidos.

Lo trituramos todo y vamos añadiendo bebida de almendras hasta que quede una textura espumosa.

Tendremos un rico y sabroso batido de cacao, que nos quedará más o menos cremoso en función de la cantidad de bebida que le pongamos.

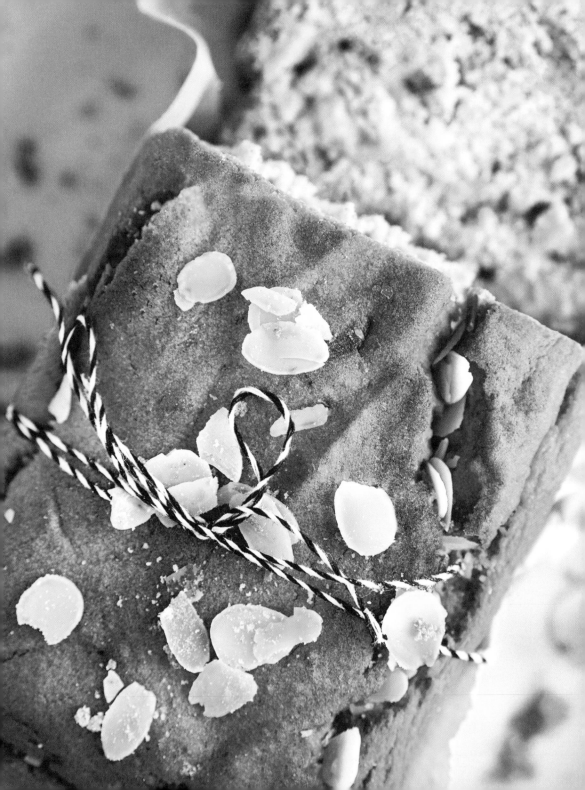

BIZCOCHO DE PERA Y ALMENDRA SIN GLUTEN

1 plumcake

- 240 g de mezcla de harinas sin gluten (sin azúcares)
- 30 g de harina de almendras
- 2 cucharadas de levadura química
- 1 vaina de vainilla
- 2 huevos camperos o eco
- 240 ml de bebida vegetal al gusto
- 100 g de dátiles
- 60 g de aceite de oliva suave
- 1 pera grande
- Almendras laminadas

Precalentamos el horno a 180 ˚C.

Mezclamos todos los ingredientes secos: la mezcla de harinas, la harina de almendras, la vainilla y la levadura química.

Pelamos y troceamos la pera en trozos no muy pequeños. La escaldamos en agua durante 1-2 minutos.

Batimos los huevos, añadimos la bebida vegetal y el aceite en un cuenco, y, cuando lo tengamos, lo incorporamos a la mezcla de ingredientes secos con la ayuda de unas varillas, hasta obtener una masa homogénea.

Le agregamos la pera escaldada y troceada a la masa junto con los dátiles picados.

Vertemos la masa en un molde para plumcake forrado de papel vegetal y espolvoreamos con la almendra fileteada. Horneamos durante 25 minutos a 180 ˚C.

Dejamos que enfríe bien y se asiente, ¡y listo!

TIPS
También podríamos hacerlo con manzanas.

Venden interesantes mezclas de harina sin gluten con estabilizantes para darles mejor consistencia.

BARRITAS DE DÁTILES, SÉSAMO Y COCO

10-12 barritas

- 30 dátiles sin hueso
- 60 g de copos de avena finos
- Un puñado de pasas
- 1 cucharada de sésamo
- Coco rallado
- Canela en polvo

Mezclamos los dátiles con las pasas y reservamos. Procesamos los copos de avena hasta obtener una harina fina. Trituramos los dátiles y las pasas para conseguir una masa pegajosa.

La pasamos a un cuenco y añadimos el sésamo y la avena. Lo mezclamos todo hasta obtener una masa compacta. Ponemos en un túper papel de hornear y aplastamos la masa con las manos un poco mojadas para que tome la forma de nuestro túper, con 1 cm de grosor. Humedecemos un cuchillo y cortamos las barritas dentro del túper, sin sacarlas. Reservamos en la nevera.

Por otro lado, mezclamos el coco con la canela y lo dejamos listo para rebozar las barritas.

Las sacamos una a una, las rebozamos, las envolvemos en una hoja de papel de horno y las dejamos 10 minutos en la nevera. ¡Pasado ese tiempo estarán listas para comer!

TIPS
Para espesar, añadiremos más harina; para aligerar, más agua.

El rebozado no es imprescindible, tampoco los ingredientes que hemos utilizado. Se puede usar sésamo tostado, semillas de lino o dejarlas sin nada.

Se conservan muy bien en la nevera.

MOUSSE DE AGUACATE Y CACAO

4 raciones

- 225 g de dátiles Medjoul (nos quedará más jugosa y dulce)
- 2 aguacates maduros
- 1 plátano pequeño
- 30 g de cacao puro en polvo
- 120 ml de leche o bebida vegetal a tu gusto

Añadimos todos los ingredientes en un procesador de alimentos o una batidora, hasta que nos quede una pasta.

Agregamos más o menos leche, hasta que obtengamos una consistencia cremosa.

Reservamos en la nevera alrededor de 1 hora y lo tendremos listo para servir.

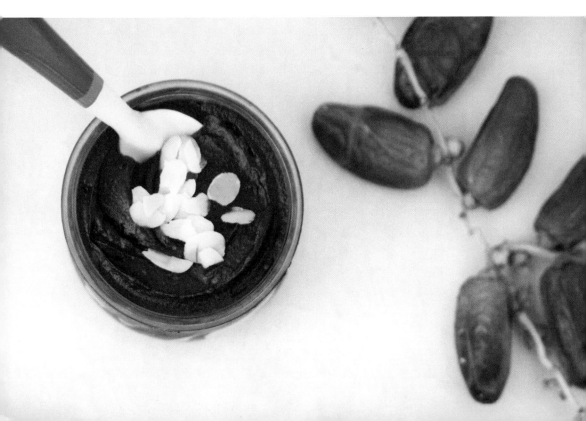

GALLETAS DE AVELLANAS, AVENA Y COCO

4 raciones

- 50 g de avellanas tostadas
- 20 g de coco deshidratado
- 2 cucharadas de harina de lino
- 30 g de copos de avena sin gluten
- 115 g de pasas sultanas
- 75 g de dátiles Medjoul
- 2 cucharaditas de canela
- 1 cucharada de aceite de coco
- 1 cucharada de miel
- 1 cucharadita de vainilla

Precalentamos el horno a 100 °C.

Ponemos los ingredientes en un procesador de alimentos, hasta que tengamos una masa que podamos trabajar con las manos.

Con ayuda de una cuchara, repartimos la masa de las galletas en una bandeja con papel de horno: tienen que salirnos unas 12 galletas.

Cocinamos durante alrededor de 15 minutos y dejamos reposar. Veremos que las galletas siguen estando blandas, pero se endurecerán un poco al enfriarse.

TIPS
Podemos acompañarlas de una bola de helado de fruta o comerlas con un poco de crema de cacahuete.

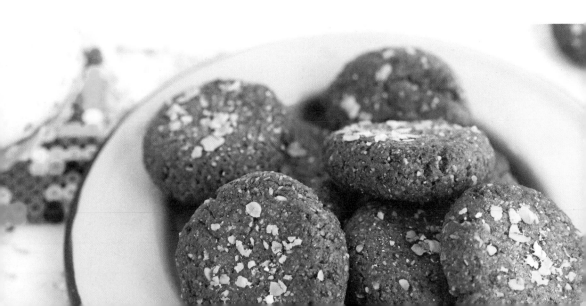

NATILLAS DE CALABAZA

8-10 raciones

- 1½ taza de calabaza pelada y cortada en dados (200 g, aprox.)
- 2 tazas de bebida vegetal
- ½ taza de leche de coco (125 ml)
- 2 cucharadas de pasta de dátiles
- ½ cucharadita de canela en polvo
- 3 cucharadas de maicena o fécula de patata

Precalentamos el horno a 200 ˚C. Colocamos la calabaza en una bandeja para horno y la horneamos unos 20 minutos o hasta que esté tierna.

Cuando la calabaza esté cocinada, la introducimos en una batidora de vaso con 1½ taza de la bebida vegetal, la leche de coco, la pasta de dátiles y la canela en polvo. Batimos hasta que todos los ingredientes estén mezclados.

Echamos en un vaso la maicena y el resto de la bebida, y removemos hasta que no haya grumos. Ponemos la mezcla en el cazo, incorporamos la crema de calabaza, removemos y seguimos cocinando a fuego medio hasta obtener una crema espesa.

Servimos las natillas en recipientes individuales y las dejamos enfriar a temperatura ambiente un rato, y luego en la nevera durante al menos 2 horas.

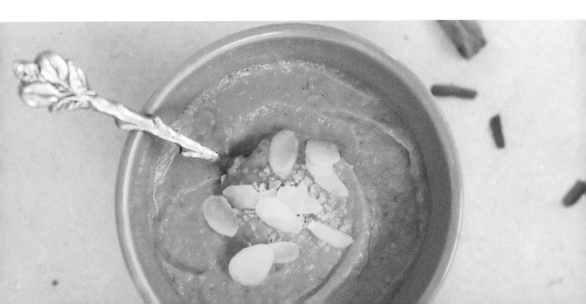

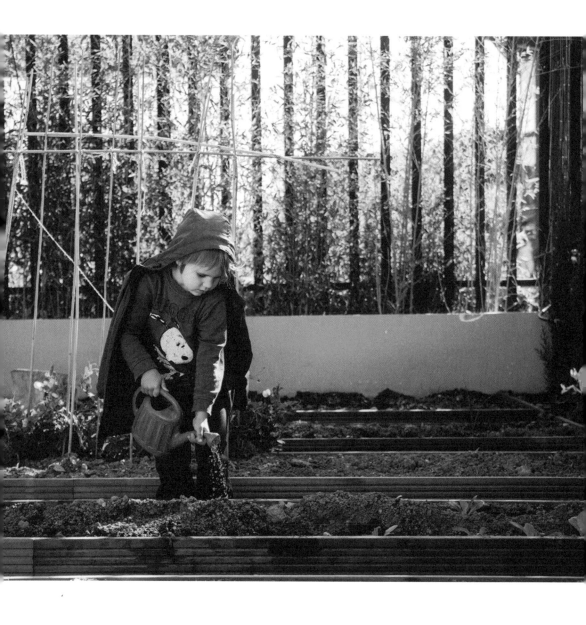

SERES MARAVILLOSOS

Nos pasamos la vida rodeados de personas, ya sean familia, compañeros de trabajo, amistades, desconocidos... y muchas veces no valoramos los momentos que pasamos a su lado.

En cambio, los niños y las niñas lo tienen muy claro: saben dónde y con quién quieren estar; son esos seres maravillosos que nos enseñan a vivir la vida con otra mirada.

Queremos agradecer a todas las familias que día tras día nos brindan la oportunidad de acompañarlas en el camino de alimentar saludablemente a sus peques, por quienes hacemos todo esto, el hecho de que nos hayan dado la oportunidad de crecer con ellos y compartir la ilusión de un futuro mejor.

Nos embarcamos en proyectos que nos acercan a nuestro sueño de cambiar el mundo y eso nunca dejaremos de hacerlo.

Gracias a Sonia por apoyarnos y, aunque a sus días les faltan horas, dedicar unas cuantas a echarnos una mano. A Max, por ser el soporte y el apoyo incondicional para Melisa, junto a Loly y Carlitos, y por estar a su lado en cada paso y recordarle lo importante.

A Calula y su MalandritoCrew, por ser una fuente inagotable de cariño y alegría.

A Sara, por habernos ayudado a cocinar cada una de las recetas de este libro y aportar su luz.

Pero, sobre todo, gracias a esos Pequeños Seres Maravillosos que rodean vuestra vida y le dan otro color.

Un abrazo,

MELISA y JUAN

ÍNDICE DE RECETAS

FINGER FOODS

ALGO DULCE

NOTAS Y BIBLIOGRAFÍA

1. American Academy of Pediatrics (AAP), «Weaning from the Bottle», en: https://www.aap.org/en-us/about-the-aap/aap-press-room/aap-press-room-media-center/Pages/Weaning-from-the-Bottle.aspx, 2015.

2. Rupérez, A., «Cuándo dejar el biberón», en *Nutrinenes*, en: http://nutrinenes.com/cuando-dejar-el-biberon, 2015.

3. Asociación Española de Pediatría (AEP), «Recomendaciones de la Asociación Española de Pediatría sobre la Alimentación Complementaria», en: https://www.aeped.es/sites/default/files/documentos/recomendaciones_aep_sobre_alimentacio_n_complementaria_nov2018_v3_final.pdf, 2018.

4. Hojsak, I., *et al.*, «Young Child Formula: A Position Paper by the ESPGHAN Committee on Nutrition», en: http://www.spp.pt/UserFiles/file/Artigo_da_semana_2018/Artigo_18_04_2018.pdf, 2018.

5. National Health Service-UK (NHS), «Types of formula milk», en: https://www.nhs.uk/conditions/pregnancy-and-baby/types-of-infant-formula/#growing-up-milk-toddler-milk, 2016.

6. Organización Mundial de la Salud (OMS), «Alimentación del lactante y del niño pequeño», en: https://www.who.int/es/news-room/fact-sheets/detail/infant-and-young-child-feeding, 2018.

7. Asociación Española de Pediatría (AEP), «Lactancia Materna en Niños Mayores o "Prolongada"», en: https://www.aeped.es/comite-lactancia-materna/documentos/lactancia-materna-en-ninos-mayores-o-prolongada, 2015.

8. Gunderson, E., *et al.*, «Lactation Duration and Progression to Diabetes in Women Across the Childbearing Years», en JAMA Internal Medicine, vol. 178, n.º 3, pp. 328-337, 2018.

9. WCRF (World Cancer Research Fund), «Lactation and the risk of cancer», en: https://www.wcrf.org/dietandcancer/exposures/lactation-breastfeeding, 2018.

10. Jacobson, L., *et al.*, «Breastfeeding History and Risk of Stroke Among Parous Postmenopausal Women in the Women's Health Initiative», en *Journal of the American Heart Association*, vol. 7, n.º 17, 2018.

11. Asociación Española de Pediatría (AEP), «Lactancia Materna en cifras: tasas de inicio y duración de la lactancia en España y en otros países», en: https://www.aeped.es/sites/default/files/documentos/201602-lactancia-materna-cifras.pdf, 2016.

12. American Academy of Pediatrics (AAP), «Feeding & Nutrition Tips: Your 2-Year-Old», en: https://www.healthychildren.org/english/ages-stages/toddler/nutrition/pages/feeding-and-nutrition-your-two-year-old.aspx, 2017.

13. American Academy of Pediatrics (AAP), «Feeding & Nutrition Tips: Your 1-Year-Old», en: https://www.healthychildren.org/English/ages-stages/toddler/nutrition/Pages/Feeding-and-Nutrition-Your-One-Year-Old.aspx, 2016.

14. Grogan, A., «6 Tips to Get Babies and Toddlers to Stop Throwing Food!» en *Your Kids Table*, en: https://yourkidstable.com/toddler-throwing-food/, 2018.

15. Davies, S., «Montessori Kids in the Kitchen» en *The Montessori Notebook*, en: https://www.themontessorinotebook.com/montessori-kids-in-the-kitchen/, 2019.

16. Gavin, M., «Toddlers at the Table: Avoiding Power Struggles» en *KidsHealth*, en: https://kidshealth.org/en/parents/toddler-meals.html, 2014.

17. The Nutrition Source, Department of Nutrition, Harvard School of Public Health. «El plato para comer saludable», en: https://www.hsph.harvard.edu/nutritionsource/healthy-eating-plate/translations/spanish/, 2011.

18. Vlaams Instituut Gezond Leven (Instituto Flamenco para la Vida Sana). «Voedingsdriehoek», en: https://www.gezondleven.be/materialen, 2017.

19. Organización Mundial de la Salud (OMS), «Fomento del consumo mundial de frutas y verduras», en: https://www.who.int/dietphysicalactivity/fruit/es/, 2017.

20. Asociación 5 Al día, en: http://www.5aldia.org/index.php, 2019.

21. American Academy of Pediatrics (AAP), «Advice to Children to "Drink Their Milk" Should come with Recommended Amounts», en: https://www.aap.org/en-us/about-the-aap/aap-press-room/Pages/Advice-to-Children-to-Drink-Their-Milk-Should-Come-With-Recommended-Amounts.aspx, 2012.

22. National Health Service-UK (NHS), «What to feed young children», en: https://www.nhs.uk/conditions/pregnancy-and-baby/understanding-food-groups/, 2016.

23. American Academy of Pediatrics (AAP), «Why Formula Instead of Cow's Milk?», en: https://www.healthychildren.org/English/ages-stages/baby/formula-feeding/Pages/Why-Formula-Instead-of-Cows-Milk.aspx,2018.

24 Jiménez, L., «¿Deben tomar los niños leche desnatada?» en *Lo que dice la ciencia para adelgazar*, en: http://loquedicelacienciaparadelgazar.blogspot.com/2013/05/deben-tomar-los-ninos-leche-desnatada.html, 2013.

25. Casabona, C., «Leches de crecimiento: innecesarias, caras y potencialmente obesógenas» en *Tú eliges lo que comes*, en: http://www.tueligesloquecomes.com/2016/07/leches-de-crecimiento-potencialmente-obesogenas-innecesarias-y-caras/, 2016.

26. Organización de Consumidores y Usuarios (OCU), «Leches de crecimiento: no son necesarias», en: https://www.ocu.org/consumo-familia/bebes/informe/leche-crecimiento, 2015.

27. Zornosa, M., «Leche de crecimiento, ¿realmente necesaria o es marketing?», en *Pediatra 2.0.*, en: https://pediatra2punto0.com/leche-de-crecimiento-marketing/, 2018.

28. Dalmau, J., *et al.*, «Análisis cuantitativo de la ingesta de nutrientes en niños menores de 3 años. Estudio ALSALMA», en *Anales de Pediatría*, vol. 82, n.° 4, pp. 213-288, 2015.

29. National Institutes of Health-USA (NIH), «Hierro», en: https://ods.od.nih.gov/factsheets/Iron-DatosEnEspanol/, 2016.

30. National Institutes of Health-USA (NIH), «Calcium», en: https://ods.od.nih.gov/factsheets/Calcium-HealthProfessional/, 2018.

31. Melina, V., «Position of the Academy of Nutrition and Dietetics: Vegetarian Diets», en *Journal of the Academy of Nutrition and Dietetics*, vol. 116, n.° 2, pp. 1970-1980, 2016.

32. Stanford Children´s Health, «Nutrition: School-Age», en: https://www.stanfordchildrens.org/en/topic/default?id=school-aged-child-nutrition--90-P02280, 2019.

33. Halas-Liang, M., «Raising Healthy Eaters Through School Nutrition Education», en *SuperKids*, en: https://www.superkidsnutrition.com/raising-healthy-eaters-through-school-nutrition-education/, 2018.

34. Kaplan Early Learning, «Teaching Elementary Students About Nutrition», en: https://www.kaplanco.com/ii/teaching-elementary-students-about-nutrition, 2019.

35. Mozaffarian, D., «Dietary and Policy Priorities for Cardiovascular Disease, Diabetes, and Obesity», en *Circulation*, vol. 133, n.º 2, pp. 187-225, 2016.

36. National Health Service-UK (NHS), «Beans and pulses in your diet», en: https://www.nhs.uk/live-well/eat-well/beans-and-pulses-nutrition/, 2018.

Información y recursos adicionales

LIBROS RECOMENDADOS SOBRE ALIMENTACIÓN INFANTIL:

Basulto, J., *Se me hace bola*, DeBolsillo, Barcelona, 2013.

Casabona, C., *Tú Eliges Lo que Comes*, Paidós, Barcelona, 2016.

Fleta, Y., Giménez, J., *Coaching nutricional para niños y padres*, Grijalbo, Barcelona, 2016.

Herrero, G., *Alimentación saludable para niños geniales*, Amat Editorial, Barcelona, 2018.

PÁGINAS WEB SOBRE LACTANCIA MATERNA EN NIÑOS MAYORES:

https://www.who.int/nutrition/publications/infantfeeding/es/

https://www.aeped.es/comite-lactancia-materna-provisional/recursosinformacion-util-madres-y-padres

https://www.aeped.es/comite-lactancia-materna-provisional/documentos-sobre-lactancia-materna

https://www.albertosoler.es/lactancia-materna-prolongada-efectos-psicologicos-video/

https://www.who.int/mediacentre/events/meetings/2015/world-breastfeeding-week/es/ (infografías de la OMS sobre la lactancia)

RECURSOS SOBRE DIETA VEGETARIANA EN NIÑOS:

Infografía sobre dieta vegetariana en niños, elaborada por Lucía Martínez y Melisa Gómez. En: https://www.facebook.com/LuciaDQC/photos/infograf%C3%ADa-sobre-el-inicio-de-la-alimentaci%C3%B3n-complementaria-en-beb%C3%A9s-vegetarian/1642386732548362/

Unión Vegetariana Española. https://unionvegetariana.org/dieta-vegana-para-bebes-y-ninos/

OTROS RECURSOS:

Acompañar las comidas de los niños. Guía elaborada por la Agencia de Salud Pública de Cataluña y en: https://scientiasalut.gencat.cat/bitstream/handle/11351/1986/acompanyar_apats_infants_2016_cas.pdf?sequence=2